升級增訂版

痠痛拉筋解剖書

布萊德・華克 Brad Walker —— 著

柯品瑄、周傳易——翻譯、審訂

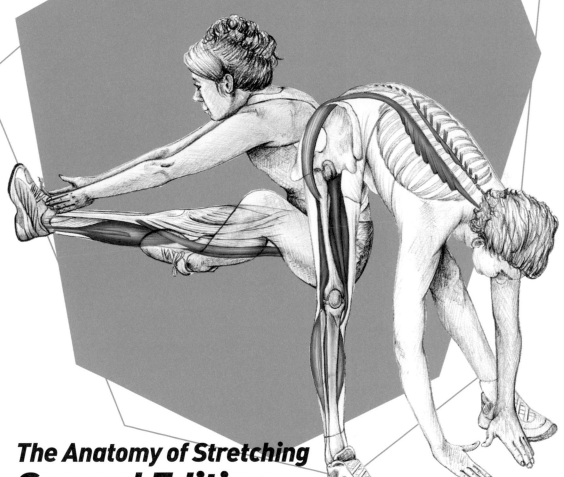

The Anatomy of Stretching
Second Edition

▍目次

第一本結合拉筋與肌肉解剖學的
專業圖解書

關於伸展和柔軟度的主題，在過去的十五到二十年間有了長足的發展。以往伸展運動主題往往被忽略，被放在健康與體適能相關書籍的後幾頁，或是僅用幾個火柴人圖示基本伸展動作就被認為很詳盡，所幸那個年代已經過去了。

在十五年前，想要找到拉筋伸展的專書是相當困難的，但在現今，相關的參考資料可說是數不勝數。不論是最新的拉筋技巧、傳統的武術拉筋，甚至是關於拉筋伸展臨床運用的學術研究，在許多書中都有相當詳盡的記載。

2007年出版的《痠痛拉筋解剖書》是首度將拉筋伸展運動結合解剖與生理學的書。自此之後，類似的書籍開始如雨後春筍版湧現。但未曾有任何書能夠像本書一樣提供如此多的伸展範例，或是可以將解剖知識以深入淺出的方式呈現給大眾。

這正是《痠痛拉筋解剖書》的獨到之處，它可以引領你了解在伸展的過程中主要以及次要的動作肌群。本書從各種層面來討論拉筋伸展運動，包括生理學和柔軟度的關係、拉筋操的好處、不同種類的拉筋操、練習拉筋操的安全要點等。不論你是體適能的專業人士、拉筋操的愛好者，甚至是完全不曾接觸過相關活動的人，這本書都能對運動傷害的舒緩或是復健有所助益。

在這次的增訂版中，新增了超過20種的拉筋伸展運動，同時也擴充了生理學的內容，每個章節都有更詳盡的解剖學知識，書的內容也重新編碼，更有助於搜尋。

《痠痛拉筋解剖書》不僅可供運動員或是健身專家體適能專業人士做為視覺教材，也可以給予讀者關於135種拉筋伸展運動的解剖生理學理論和實際操作。

《痠痛拉筋解剖書》全書分別由獨立的章節組成，讀者可根據本身的需求選擇章節參閱，不需要從頭讀到尾。如果你想要理解肌肉是如何運作的，可以翻到第一章。如果你想知道拉筋伸展對你有什麼助益，就翻到第二章吧。若你想要了解更多關於膕旁肌拉筋技巧，第九章有相關內容。

無論你是專業運動員、體適能運動的愛好者、運動團隊或個人教練、物理治療師或運動專科醫師，甚至是想重拾健康或想鍛鍊柔軟度的一般讀者，《痠痛拉筋解剖書》都能帶給你驚喜，增益你的健康及體能。

| 第一章 |

柔軟度、解剖學與
生理學

體適能和柔軟度

要評斷一個人的體適能是否良好，需要從許多方面來評估，而柔軟度只是其中之一。雖然柔軟度是體適能的要素，但也是體適能這顆輪子上的一根輪輻而已。其他要素還包括：肌力、爆發力、速度、耐力、平衡度、協調度、靈活度和運動技巧。

儘管各種運動對體適能要素的要求程度不同，但一套能涵蓋各種體適能要素的運動或訓練計畫，是非常必要的。舉例來說，橄欖球和美式足球非常仰賴肌力和爆發力，但要是訓練過程中缺乏運動技巧和柔軟度，就可能導致嚴重的運動傷害，或表現不如預期。肌力和柔軟度對體操選手來說是優先考量，但良好的體操訓練計畫也要兼顧爆發力、速度和耐力。

這個道理適用在所有人身上，有些人可能天生肌力強或柔軟度好，但他們要是完全忽略其他體適能的要素，就非常不智。此外，某個關節或肌群的柔軟度佳，並不表示這個人全身的柔軟度都很好。所以，柔軟度只能表示特定的關節或肌群的狀態。

柔軟度不佳可能帶來的風險及限制

緊繃、僵硬的肌肉會限制我們身體的活動範圍。在某些情形下，柔軟度不佳可能就是肌肉痠痛及關節疼痛的原因。在一些極端的例子，缺乏柔軟度甚至會讓我們無法彎腰或轉頭看後方。

緊繃僵硬的肌肉也會妨礙正常的肌肉活動。一旦肌肉無法有效收縮和放鬆，就會導致肌肉活動表現不佳，肌肉活動控制不良，肌力和爆發力便可能下降。

在少數案例中，肌肉會緊繃且僵硬到限制血液循環。由於良好的血液循環也是肌肉獲取足夠的氧氣和養分的要件。故血液循環不良可能導致肌肉愈來愈疲憊，最後會影響肌肉在激烈運動後的復原和自我修復。

這些因素都可能大幅提高受傷的風險，常合併出現的症狀包括肌肉不適、肌肉活動表現變差，受傷機率提高，以及容易反覆受傷等。

柔軟度為什麼會受限？

肌肉系統要維持一定的柔軟度才能讓肌肉的表現達到顛峰，而伸展拉筋運動正是提升及保持肌肉與肌腱柔軟度，最有效的方法。然而，還有一些其他因素可能也是我們喪失柔軟度的原因。

柔軟度（或是活動度），可能受限於內在及外在的因素。內在因素包括：骨骼、韌帶、肌肉量、肌肉長度、肌腱及皮膚，都會限制肌肉和關節的活動範圍。舉例來說，腿伸直後就無法再往前彎曲，這是因為受限於膝關節的骨骼和韌帶結構。

外在因素則包括：年齡、性別、溫度、太緊的衣服，還有受傷或身體殘疾等，都會影響一個人的柔軟度。

柔軟度和老化

隨著年齡增加，肌肉和關節會愈來愈緊繃僵硬，這是由於身體退化和活動力降低所造成，是老化的必然現象，也是大家都知道的常識。雖然我們沒辦法阻止老化，但並不表示要就此放棄訓練及改善柔軟度。

年齡不該是健康和活躍生活的阻礙，但隨著年齡增加，我們確實必須更留心一些事。此外，你要花更長的時間運動，才能達到效果，而且需要更有耐心和更謹慎。

肌肉解剖學

若想改善身體的柔軟度，肌肉和肌膜應該是訓練重點。儘管骨骼、關節、韌帶、肌腱和皮膚都是影響柔軟度的因素，但我們卻無法控制這些因素

骨骼和關節

骨骼和關節先天的結構，讓我們的活動受到限制。例如，當我們把腿伸直時，不論再怎麼努力，膝關節都無法再進一步往前彎曲。

韌帶

韌帶連結骨骼，是關節的穩定裝置。我們應該盡量避免伸展韌帶，因為這可能讓關節變得不穩定，導致關節脆弱及容易受傷。

肌腱

肌腱是肌肉和骨骼的橋梁，由緻密的結締組織所構成。肌腱非常強健，又非常柔韌。肌腱也是影響關節穩定的因素之一，但對關節柔軟度的影響力不到一成，因此不應該是拉筋伸展運動的主要目標。

肌肉

人體一共有215條骨骼肌，大約占了體重的40%。骨骼肌之所以會如此命名，是由於多數骨骼肌附著在骨骼上，可以移動骨骼，而能負責身體的動作。

骨骼肌具有豐富的血管供應和神經聚集，這和骨骼肌的主要功能——收縮——有直接相關。每一條骨骼肌大致有一條主要的動脈供應養分，以及數條靜脈把代謝廢物帶離。血管和神經多由肌肉的中心位置，偶爾會從肌肉的末端進入，接著不斷分支，最終穿過包覆每條肌纖維的肌內膜。

骨骼肌的三種形態分別為：慢縮紅肌、快縮白肌，以及介於前兩者之間的快縮紅肌。肌肉不同的顏色，反映出肌紅蛋白的組成比例，以及儲氧能力。肌紅蛋白可以增加氧氣擴散的速率，所以慢縮紅肌可以收縮較久，對於耐力型的運動特別有助益。快縮白肌的肌紅蛋白含量較少，因為它們的能量來源主要來自於所儲存的肝糖，因此雖然可以快速收縮，但是相對的也會很快疲乏。所以在短跑或是需要快速短暫的運動，例如舉重中較常見。根據紀錄，世界級馬拉松選手小腿的腓腸肌慢縮肌的比例高達93～99%，而同樣是世界級選手的短跑者，其慢縮肌只占了25%。（Wilmore & Costill, 1994）

每條肌肉纖維都是一個圓柱形的肌肉細胞，由名為「肌漿膜」的細胞膜所包圍。肌漿膜與其他細胞膜不同之處，在於擁有名為「橫小管」（T小管）的開口，是啟動肌纖維收縮的重要結構。（肌漿膜會維持一定的膜電位，可以允許神經衝動通過，尤其是到肌漿網，以產生或抑制收縮。）

每一塊肌肉都是由上百甚至是成千的肌肉纖維所構成，並且由名為「肌外膜」的結締組織包覆住，形成肌肉的外形，並提供了讓周圍肌肉可以移動的平面。「筋膜」是在肌外膜之外的結締組織，包覆住肌肉，並且區隔出個別的肌肉。

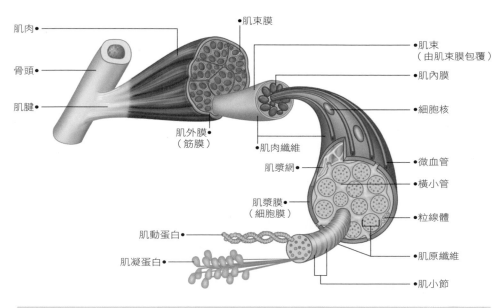

圖1.1：肌肉組織的解剖與顯微構造

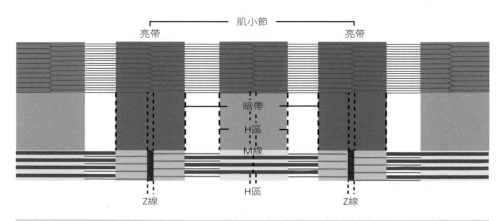

圖1.2：在肌小節內的肌原纖維。每個肌小節的兩端是Z線，中央為M線。亮帶（I）是肌動蛋白構成，而暗帶（A）則主要是肌凝蛋白。

部分肌外膜向內延伸，將肌肉分成數個腔室。每一個腔室都包括一個名為「肌束」的肌纖維，並由名為「肌束膜」的結締組織所包覆；每個肌束內都有數條肌纖維，在肌束內，每一個肌肉細胞都由細緻的結締組織「肌內膜」所圍繞。

每個肌纖維都是由更小的結構「肌原纖維」所構成。這些肌原纖維彼此規律的相互平行排列，形成肌肉的橫紋外觀。肌原纖維由各種蛋白分子鏈組成，在顯微鏡底下看起來是明暗交錯的帶子。亮帶是「肌動蛋白」，而暗帶則主要是「肌凝蛋白」組成。另外還有第三種蛋白用以連接的肌絲，那是黏性佳的肌聯蛋白，也是人體內存在第三多的蛋白質。

當肌肉收縮時，肌動蛋白會在肌凝蛋白之間滑動，形成橫橋，而使肌原纖維縮短變粗。（詳見右頁「肌肉收縮的生理學」）

一般來說，肌外膜、肌束膜和肌內膜會在肌肉外延伸，形成如同粗繩般的肌腱，或是較為扁平的腱膜組織。肌腱和腱膜是肌肉到骨膜，或是到其他肌肉的結締組織之間的連接媒介。然而，較複雜的肌肉有較多的附著點，例如股四頭肌（有四個附著點）。肌肉通常橫跨關節兩側，並在兩端以肌腱和骨頭相連接。當其中一端維持在相對穩定的位置而肌肉收縮時，另一端就會移動。

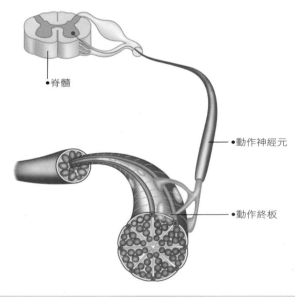

●脊髓

●動作神經元

●動作終板

圖1.3：骨骼肌肉的動作單位

每一條肌肉纖維都由一個止於肌肉中央位置的動作神經纖維所支配。動作神經纖維和其支配的肌肉稱為「一個動作單位」。一個神經所支配的肌肉數量，與動作所需的精細度有關。例如眼睛或是手指頭的動作，僅需要幾條肌肉纖維。而較大的動作，例如臀大肌的動作，就需要上百條肌肉纖維參與。

肌肉收縮的生理學

神經衝動使骨骼肌收縮。動作神經和肌肉纖維的交界處稱為「神經肌肉接合處」，即是神經與肌肉產生交互作用之處。神經衝動會抵達名為「突觸末梢」的神經纖維末端，那是在靠近肌漿膜的位置。突觸末梢內有上千個內含乙醯膽鹼的囊泡。當神經衝動抵達突觸末端，囊泡會釋放乙醯膽鹼，使得鈉離子湧入細胞內。通常不活化的肌肉纖維的休息電位，大約是-95 mV。湧入的鈉離子會使負電位減少，這個電位稱為終板電位。如果終板電位達到閾值（大約是-50 mV）則將在肌肉內形成動作電位。

在動作電位產生之際，肌肉還不會發生肉眼看得到的變化。這個期間是為潛伏期，持續約3～10毫秒。在潛伏期結束之前，位在神經肌肉終板的乙醯膽鹼酶會降解乙醯膽鹼，同時鈉離子通道會關閉，在下一次神經衝動來臨之前清空神經肌肉接合處。接著鉀離子向外流出，讓肌肉細胞回復成休息電位，這一段時期稱為「不反應期」。

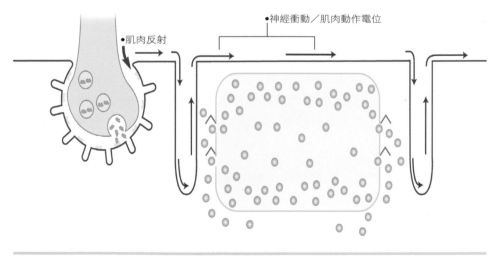

圖1.4：神經衝動誘發動作電位／肌肉收縮

那麼肌肉纖維是如何收縮的？有個肌絲滑動理論（Huxley & Hanson, 1954）解釋得很好。這個理論假設肌肉纖維在接收到神經衝動後（詳見上述），會使儲存在肌漿網的鈣離子釋放出來。另外，肌肉會透過分解三磷酸腺苷（ATP）獲取能量。此能量能夠讓鈣離子與肌動蛋白和肌凝蛋白產生磁性鍵結，使肌肉纖維變短，導致收縮的現象。在鈣離子被耗盡前，肌肉將會持續收縮。最後，鈣離子再度被幫浦打回肌漿網儲存，直到下一次的神經衝動產生。

肌肉的外形

由於肌纖維的排列、位置和功能不同，致使骨骼肌的外形各異。平行肌的肌纖維走向，平行於肌肉的長軸，例如縫匠肌。羽狀肌的肌纖維較短，斜向附著在肌腱上，形成如羽毛般的樣貌，例如股直肌。匯聚肌（三角形肌）的肌肉起源較廣，肌肉纖維匯集到單一肌腱，例如胸大肌。而環狀肌（收縮肌）的肌纖維，以同心圓環繞開口，例如眼輪匝肌。

肌肉的反射

骨骼肌具備獨特的感覺單位，對肌肉的拉伸變化感應相當靈敏。這些感覺單位名為「肌梭」和「高爾基腱器」，對於肌肉長度改變的偵測與做出回應，相當重要。

肌梭由螺旋狀的梭內纖維和神經末梢所構成，這兩者皆被結締組織的外鞘包覆。當肌肉快速的伸長時，梭內纖維的訊號將會透過脊髓傳至神經系統，以讓神經衝動再往回傳，使伸長的肌肉適度收縮。這些訊號持續提供了肌肉的位置和其承載的力道大小（也就是本體感覺）。

不僅如此，當肌肉維持在伸長且靜止不動的狀態，它就會保持收縮的反應。這個現象稱為「牽張反射弧」。當伸展的動作持續時，肌梭就會被持續刺激。

牽張反射最經典的例子就是膝跳反射，參與者包括肌腱內的牽張接受器，它會使相連的股四頭肌產生反射收縮。

肌梭掌管肌肉的長度，而肌腱內的高爾基腱器則負責感受肌腱內的張力，以對肌纖維的收縮做出反應。高爾基腱器負責抑制的角色，以減少受傷的

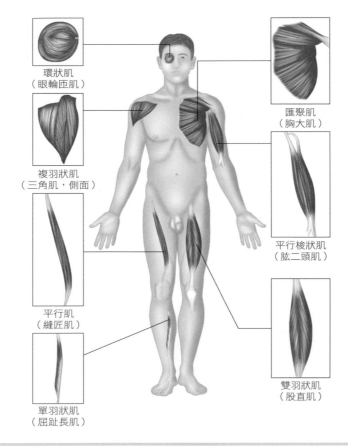

環狀肌
（眼輪匝肌）

複羽狀肌
（三角肌，側面）

平行肌
（縫匠肌）

單羽狀肌
（屈趾長肌）

匯聚肌
（胸大肌）

平行梭狀肌
（肱二頭肌）

雙羽狀肌
（股直肌）

圖1.5：肌肉的外形

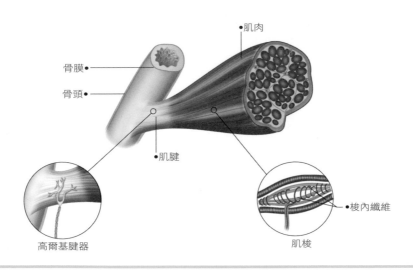

骨膜

骨頭

肌肉

肌腱

梭內纖維

高爾基腱器

肌梭

圖1.6：肌梭和高爾基腱器的解剖構造

風險。當被刺激時，高爾基腱器會抑制收縮肌肉（及其協同肌），並同時促發拮抗肌的作用。

骨骼肌肉的力學

絕大多數協調的動作，都需要骨骼肌附著的一端保持相對的穩定，而另一端移動。肌肉較固定的近端是起點，較遠離身體的移動端是終點。（然而，與「起點」和「終點」相比，「附著點」是現今較偏好使用的詞彙，因為肌肉的任一端都可以當作固定端，另一端當作移動端。）

大多數動作都需要不同的肌肉相互協助，作用肌負責主要動作，並提供動作的主要作用力；拮抗肌扮演保護的角色，必須伸長而讓作用肌得以動

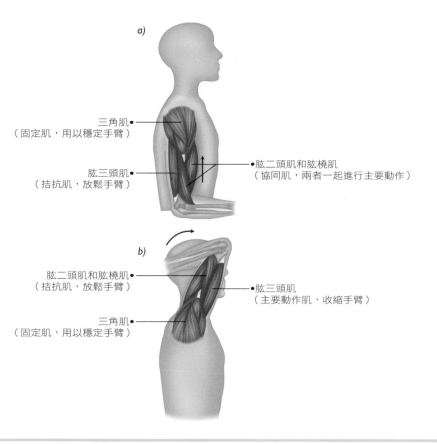

a)

三角肌 •
（固定肌，用以穩定手臂）

肱三頭肌 •
（拮抗肌，放鬆手臂）

• 肱二頭肌和肱橈肌
（協同肌，兩者一起進行主要動作）

b)

肱二頭肌和肱橈肌 •
（拮抗肌，放鬆手臂）

三角肌 •
（固定肌，用以穩定手臂）

• 肱三頭肌
（主要動作肌，收縮手臂）

圖1.7：動作肌肉群
(a)於肘關節處屈曲手臂　(b)於肘關節處伸展手臂
（顯示主要動作肌肉和拮抗肌的相反功用）

作。協同肌（被視為穩定肌）輔助動作肌，有時也參與微調動作的方向。

以手肘的屈曲為例，這個動作需要肱肌和肱二頭肌（主要動作肌）的收縮，以及肱三頭肌（拮抗肌）的放鬆。肱橈肌在此則是協同肌。

肌肉的動作依據收縮的類型可以分成三類：向心收縮、離心收縮和等長收縮。在許多活動中，例如賽跑、皮拉提斯和瑜伽等，這三種收縮方式會同時發生，讓動作可以流暢且協調。

骨骼肌的兩種類型

1.穩定肌

主要作用為穩定關節。由耐力佳的慢縮肌纖維所組成，以協助姿勢的維持。穩定肌可以進一步分為兩大類，一為主要穩定肌，其附著處較深層，靠近關節旋轉的平面。另一是次要穩定肌，為強而有力的肌肉，能夠緩衝大量受力。穩定肌可抵抗重力的作用，但是作用一段時間後就容易變得疲弱（Norris, 1998），像是多裂肌、腹橫肌（主要）、臀大肌和內收大肌（次要）。

2.移動肌

負責動作的執行。通常位置在較表淺處，其活動度較大。它們通常會橫跨兩個關節，且由強壯但耐力差的快縮肌組成。移動肌協助快速或彈振式的運動，並且產生大量的力能。隨著使用時間，肌肉會變得短而緊繃，像是膕旁肌、梨狀肌、菱形肌。

（＊重要的是，所有骨骼肌都是穩定肌和移動肌，身體的運動和位置會決定肌肉當時的反應方式。）

———————

向心收縮是肌肉的最基本動作，它指的是肌肉兩端的附著處向彼此靠攏，也就是肌肉縮短。

向心收縮是動態收縮，因為這會產生關節的動作。舉個例子，當手握著一個物件，肱二頭肌向心收縮，使得肘關節屈曲，手便向上移動靠往肩膀。

當肌肉在伸長的情況下施力，為離心收縮。它與向心收縮相同的是，因為

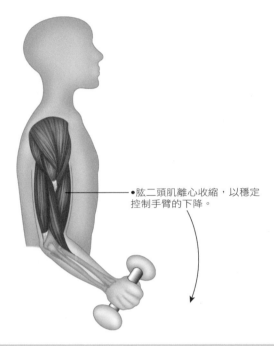

•肱二頭肌離心收縮，以穩定
控制手臂的下降。

圖1.8：一個肱二頭肌離心收縮的例子。當手肘伸展以下降所握的重物，此時，肱二頭肌必須逐漸伸長並同時抵抗重力。

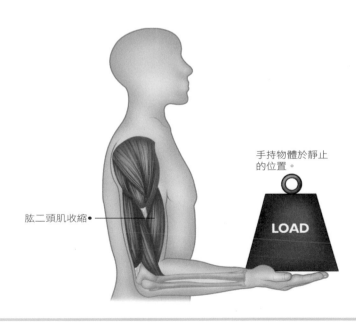

手持物體於靜止
的位置。

肱二頭肌收縮•

LOAD

圖1.9：靜態收縮（等長收縮）的例子。圖中手持重物，手肘彎曲九十度且保持靜止。

關節也有移動，所以屬於動態收縮的一種。在離心收縮過程中，肌動蛋白被拉遠離肌小節的中心，使得肌肉變長。

當肌肉施力卻靜止不動時，有力的產生，但肌肉長度卻未改變，這就是所謂的靜態（等長）收縮。

槓桿系統

槓桿系統是用來傳遞力的裝置（而非產生力），由在固定點（支點）上移動的剛性桿件所構成。說得更精確一點，槓桿系統包括：施力、抗力、槓

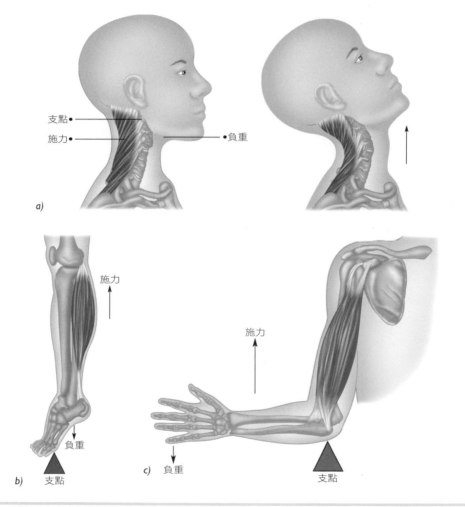

圖1.9：人體中槓桿系統的例子：(a)第一類槓桿系統，(b)第二類槓桿系統，(c)第三類槓桿系統

桿和支點。骨頭、關節和肌肉，共同組成了身體的槓桿系統，關節是支點，肌肉施力，承載體重的骨頭便隨之移動。槓桿系統可以根據支點、抗力和施力三者間關係的不同，來進行分類。

第一類槓桿系統：施力點和抗力點分別在支點兩側。而第二類槓桿系統：施力點和抗力點位在支點同側，且抗力點在支點和施力點中間。最後是第三類槓桿系統：施力點和抗力點也是在支點同側，但施力點是在支點和抗力點之間，這是人體最常見的力矩類型。

當肌肉被伸展時會發生什麼事？

我們現在對於柔軟度、肌肉和肌肉的力學已經有了基本的認識，接著可以來定義拉筋伸展了。所謂的拉筋伸展，它與生理健康和體適能相關的部分，是指身體擺出特定姿勢，將肌肉及其相關的結締組織伸長。

如同在本章節稍早所提，肌肉伸長而增加活動度的機制，發生在肌肉的肌小節內。當身體擺成特定姿勢而使肌肉伸長，會讓粗細肌絲的重疊部位減少。一旦所有的肌小節都完全伸展開來，此時肌肉纖維就會處在休息狀態下的最大長度，再繼續拉筋則會延展結締組織和肌肉的筋膜。當你展開拉筋伸展的計畫後，身體會開始出現一些變化，除了肌肉本身，其他的組織，包括韌帶、肌腱、筋膜、皮膚和疤痕組織，也會開始適應這些伸展的過程。

Goldspink (1968)和Williams & Goldspink (1971)曾做出結論：「規律的拉筋伸展會讓肌小節逐漸增加，新的肌小節將出現在現存肌纖維的末端，因而增加整體的肌肉長度並提升活動度。」

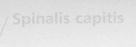

Spinalis capitis

Semispinalis capitis

Longissimus capitis

Semispinalis
cervicis

Longissimus capitis

|第二章|
拉筋伸展的基本原理

scapula

Semispinali

Semispi

Lon
cervi

Longissimus
cervicis

Spinalis
thoracis

R
n

Splenius capitis

Posterior view.

Splenius cervicis

Sp
th

拉筋伸展的好處

拉筋操這類伸展運動是一種簡單有效的活動,能提高運動表現、降低受傷機率及減少肌肉痠痛。但拉筋操究竟是如何達到這些效果的呢?以下解釋各項好處:

1.增進活動度

透過伸展某個身體部位,我們可以拉長此一部位的肌肉長度。如此一來能夠降低肌肉張力,並擴大此部位正常的活動範圍。

肢體的活動度一旦變大,肌肉和肌腱就更能抵禦傷害。比方說踢足球時,大腿後側的肌肉和肌腱會承受很大的張力,這些肌肉愈是柔軟,活動範圍愈大,腿部就愈不容易拉傷或受傷。

總結來說,增進身體部位的活動度,這個部位會感覺更舒服,活動更自如,肌肉和肌腱拉傷的機率變小。

2.增進肌力

「做太多伸展運動會喪失肌力,關節也會變得不穩定。」這種說法是誤導人的迷思。這話並不正確。增加肌肉長度,就能增加肌肉自如收縮的距離。如此一來,能夠促進肌力增長的可能性,運動能力會因此改善,同時也讓身體的動態平衡力變得更好,或是控制肌肉的能力變強。

3.減緩運動後肌肉痠痛

我們都有這樣的經驗:好幾個月沒運動,第一次去慢跑或上健身房後,第二天肌肉覺得異常緊繃、痠痛、僵硬,往往連下個樓梯也有困難。這種伴隨劇烈運動而來的肌肉痠痛,通常被稱為「運動後肌肉痠痛」,這種痠痛是由於肌纖維細微撕裂、血池形成,以及乳酸之類廢物堆積的結果。拉筋操可做為有效的緩和運動,藉由延展肌纖維、促進血液循環及排除廢物,來減輕這種痠痛現象。

4.減輕疲勞

疲勞是人人都有的大問題，特別是有運動習慣的人更要面對這種問題。疲勞會降低我們的體能及腦力。持續做拉筋操可以增加柔軟度，進而減輕負責運作的肌肉（主動肌）所承受的壓力，達到預防疲勞的效果。

人體的每一條肌肉都有作用相反或相對的肌肉（拮抗肌），如果相反肌肉比較柔軟，負責運作的肌肉（主動肌）就不需要花太大力量對抗拮抗肌，如此也就不用那麼費力了。

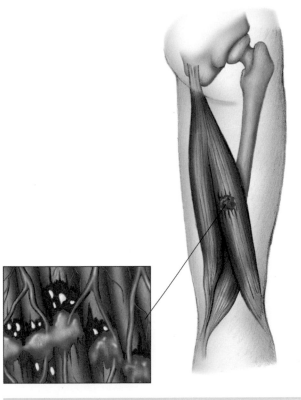

圖2.1：運動後肌肉痠痛：肌纖維細微撕裂、血池形成與代謝廢物堆積

除了上述的各種好處，常做拉筋操也能改善不良姿勢，提高身體的覺察能力及協調性，還能促進血液循環、提振精神，以及幫助身體放鬆和紓解壓力。

拉筋操的分類

相較於把腿跨在公園長椅上那種單純的伸展方法，拉筋操需要多一點的技巧。拉筋操有一定的規則和技巧，如此才能大幅提升好處並有效降低受傷機率。在這一章中，我們要探討的是不同拉筋動作的特殊優點、風險及作用，並簡單說明每種拉筋運動的做法。

正如同力量訓練有許多種方式，拉筋伸展的方法也相當多種。不過，要謹記的是，沒有哪一種是最好的，每一種方法都有各自的優缺點。要根據目

標來選擇方法，如此才能獲得拉筋伸展的最大好處。舉例來說：本體感覺神經肌肉誘發術（proprioceptive neuromuscular facilitation, PNF）和被動伸展，適合用來培養永久的柔軟度，不過對於熱身活動來說，就不是很好的選擇。而動態伸展則是熱身的好選擇之一，不過要注意的是在受傷後的復健初期，動態伸展反而是相對危險的。

雖然拉筋操的種類繁多，但大致上可以分類為靜態式拉筋伸展法及動態式拉筋伸展法這兩大類。

靜態式拉筋伸展法

靜態式拉筋伸展法，顧名思義指的是姿勢維持不變的拉筋操。也就是全程只有一個動作或姿勢，然後維持一定的時間。以下介紹靜態式拉筋操的五個種類。

1.靜態拉筋伸展法

靜態拉筋伸展法的做法，是透過某個拉筋姿勢，讓想要伸展的肌肉（或肌群）受到一定的延展張力。不管是拮抗肌群（作用相反的肌群）或主動肌群（要伸展的肌肉群），都處於放鬆狀態；然後再針對要伸展的肌肉（或肌群）施加張力。接著就維持這個姿勢一段時間，讓目標肌群獲得延展。

讓肌肉放鬆並開始延展，需要至少持續20秒，然而超過45～60秒後，額外的累積效果就愈來愈少。

靜態拉筋非常安全有效，受傷風險不大。對初學者及不喜歡運動的人來說，都是很好的選擇。

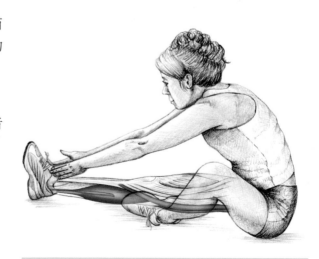

圖2.2：靜態伸展法的範例

2.被動（輔助）式拉筋伸展法

這類拉筋法跟靜態拉筋伸展非常類似，但需要有同伴或輔助器材幫忙。由於有外力介入，肌肉受力較大，因此這類拉筋法的風險也比第一種略微高些。

要提醒你的是，必須慎選堅固穩定的輔助器材。此外，有同伴幫忙時，絕對不要施力過猛或突然用力。記得要慎選同伴，因為在做這類拉筋運動時，肌肉和關節的安全完全操之在同伴手上。

被動式拉筋伸展有助於進一步擴大肌肉及關節的活動範圍，但風險會高一些。這種拉筋法可以做為復健計畫的一環，或是緩和運動的不錯選擇。

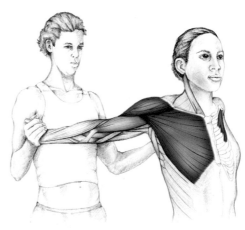

圖2.3：被動（輔助）式拉筋法的範例

3.主動式拉筋伸展法

主動式拉筋伸展運動不需藉助器材或同伴等的外力幫助。這種拉筋法是運用相反肌肉（拮抗肌）的力量，來伸展目標肌群（主動肌）。相反肌肉的收縮可以幫助主動肌放鬆，最典型的一個動作是把單腳往前盡量抬高（見圖2.4），在沒有同伴和器材輔助下維持這個姿勢一段時間。

主動式拉筋伸展法是有效的復健方法，也是進行動態伸展前的絕佳準備運動。這種拉筋運動通常很難長時間維持一個姿勢不變，所以每個拉筋姿勢往往只能持續10～15秒。

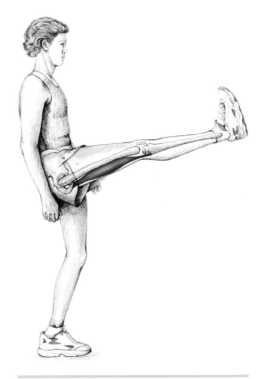

圖2.4：主動式拉筋法的範例

4.本體感覺神經肌肉誘發術（PNF伸展法）

本體感覺神經肌肉誘發術是PNF伸展法的中譯名稱，是一種比較進階的柔軟度訓練方法，同時運用到目標肌肉的伸展和收縮。這種伸展法原本是以復健為目標發展出來的，是一種非常有效的復健運動。對於特定肌群的訓練、提高柔軟度（及活動範圍），以及增進肌力等目標來說，這種伸展法也十分適合。

本體感覺神經肌肉促進術的技巧有許多種別稱，許多時候被稱為「收縮－放鬆式伸展」或是「支持－放鬆式伸展」。另一個常見說法是「等長收縮後放鬆術」。

PNF伸展法會先採取特定姿勢讓目標肌肉受到張力，接著由同伴施加阻力，而運動者出力使維持姿勢不動，讓目標肌肉主動收縮5～6秒。收縮的強度，應視運動者的體適能而定。收縮的肌群接著放鬆，然後進行30秒左右有限度的伸展。運動者接著有30秒的休息時間，一個拉筋操應重複2～4次。

其實關於PNF伸展法的相關時間問題，根據目前的研究資訊，無法給予絕對的答案。例如「每個肌群應該收縮多久？」或「每次伸展之間應該休息多久？」沒有一定標準，但就我參考的許多資料及個人經驗的專業看法，上述的時間建議可為PNF伸展法帶來很大的效益。

5.伸展合併等長收縮法

伸展合併等長收縮法是類似PNF的被動式伸展法，但收縮肌肉的時間較長。這種伸展法會讓目標肌肉承受很大

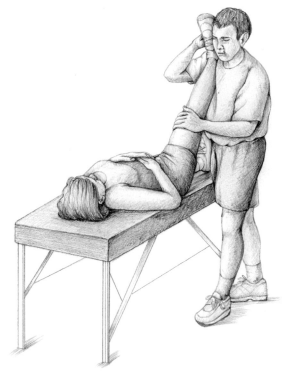

圖2.5：PNF伸展法的範例

的張力，因此成長中的兒童和青少年不適合做這種伸展運動。另外，建議每兩回伸展運動之間要有48小時的休息，而且一次只能伸展一個肌群。

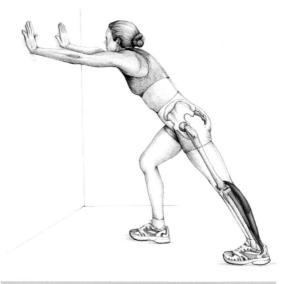

伸展合併等長收縮法的典型例子是站立推牆的小腿肌拉筋操（圖2.6，可參見本書第12章編號J06的拉筋操），運動者身體挺直手扶牆，然後在舒適的範圍內，將一腿往後盡量退到遠處，雙腳腳跟要全程著地。保持

圖2.6：伸展合併等長收縮法的範例

這個姿勢，接著像是要把牆推倒般地往前用力，藉此收縮小腿肌肉。

伸展合併等長收縮法是以靜態伸展的姿勢，然後收縮目標肌群達10～15秒。伸展目標的手臂或腿部必須維持不動，然後放鬆肌肉至少20秒。一個拉筋操應重複2～5次。

動態式拉筋伸展法

「動態式拉筋伸展」指的是牽涉到動態動作的一類伸展運動。換句話說，運動者不再是停留在某一個姿勢上面，而是採取擺動或跳躍的動作，藉此延展肌肉或擴大關節的活動範圍和柔軟度。以下簡單介紹四種動態拉筋伸展的方式。

1.彈震式伸展法

彈震式伸展是利用快速擺動、彈動及反彈產生的動力，迫使身體部位超越平常的活動範圍，但這其實是一種過時的伸展法。

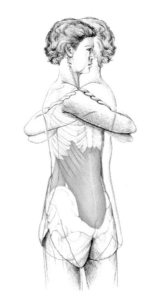

圖2.7：彈震式伸展法的範例

因為彈震式伸展帶來的危險可能超過其好處，選擇其他的動態伸展方式或PNF伸展法，更可以達到更好的伸展效果。彈震式伸展的主要缺點除了可能受傷之外，還包括沒有給目標肌群足夠的時間適應伸展姿勢，反覆地引發牽張反射（見p.34），反而還可能造成肌肉緊繃。

2.動態伸展法

不同於彈震式伸展法，動態伸展法運用克制或溫和的彈動或擺動動作，讓特定的身體部位達到其活動範圍極限。這種伸展法會逐漸增加彈動或擺動的力道，但動作絕對不能急遽猛烈或失控。

切勿把動態伸展法和彈震式伸展法併為一談。動態伸展的每個動作都是緩慢、溫和，且過程目標清楚。動態伸展法不會讓關節超過其正常的活動範圍太多，而彈震式伸展法卻激烈許多，目標就是要迫使身體超越其正常活動範圍的極限。

3.單一肌群主動伸展法

單一肌群主動伸展法簡稱AIS，是亞倫‧馬特斯（Aaron L. Mattes）發展出來的一種新式拉筋伸展法，有些人也稱呼這套方法為「馬特斯法」，特點是收縮拮抗肌（即相反的肌群），迫使被伸展的肌群放鬆。

單一肌群主動伸展法的進行方式如下：

(1)選擇要伸展的肌群，然後採取某一個伸展姿勢。
(2)主動收縮拮抗肌。
(3)快速順暢地進入伸展。
(4)維持該姿勢1～2秒，然後放鬆。
(5)重複這個拉筋操5～10次。

雖然單一肌群主動伸展法

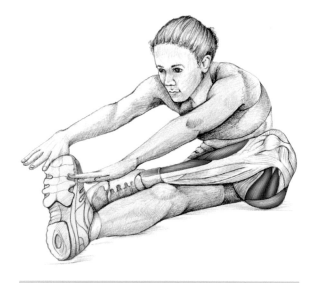

圖2.8：單一肌群主動伸展法的範例

有其受用之處（尤其對於專業運動員），但關於此伸展法也有許多未經考證的說法。其中之一就是有人宣稱單一肌群主動伸展法因為只持續不到兩秒，所以不會促發牽張反射（Mattes 2000; Wharton 1996）。然而，這樣的說法是牴觸基本的肌肉生理學的。舉例而言，小腿肌群的牽張反射在百分之三秒內就會形成，所以宣稱AIS伸展法不會引發牽張反射，是不切實際的。

4.阻力伸展法與負重伸展法

阻力伸展法與負重伸展法都能夠讓肌肉同時延長與收縮，簡單來說，這兩種方法使肌肉在維持一定的張力下進行延長。對於肌肉來說，就像是一邊拉筋又一邊做力量訓練。這兩種伸展法與單一肌群主動伸展法一樣，對於運動員都有不錯的助益。游泳名將達拉・托里斯（Dara Torres）就認為她之所以能夠獲得無數奧運獎牌，有一部分要歸功於使用阻力伸展法來訓練。不過要注意的是，這種拉筋伸展法對於肌肉骨骼的負荷很大，基本上只建議專業運動員使用。

拉筋操的安全守則

大部分的活動都有確保安全的規則和準則，拉筋操也不例外。拉筋操要是做得不對，也可能會導致運動傷害及其他後遺症。因此，遵循安全守則以確保安全和最大伸展效益，是十分重要的。

有心想要練習拉筋操的人，在開始練習之前必須審慎選擇，多方比較，找出切合自身條件的拉筋操，並且持之以恆練習。但要注意的是，關於拉筋操的相關資訊也有許多混淆之處，而讓人疑惑的是，伸展操真的有好壞之分嗎？那麼，我們又怎麼知道哪些是好的拉筋操，哪些又是不好的拉筋操？以下，我們就一起來釐清這個疑惑。

拉筋操沒有所謂的好壞之分！

一如運動沒有好壞之分，拉筋操也沒有好壞之分，差別只在於適不適合每個人的個別需求。因此，要說哪種拉筋操是否恰當，答案是：因人而異。

舉例來說，肩部受傷的人不該做伏地挺身或自由式游泳，但這不表示這兩種運動是不好的。同樣道理也適用於拉筋伸展運動上面，肩部受傷的人該

避免做針對肩膀部位的拉筋操，但這不表示所有的肩部拉筋操都不好。

就如前面提過的，拉筋操本身並無好壞之分。練習拉筋操的方式以及操作的人，才是安全與否、是好是壞的關鍵。說哪一種拉筋操「好」或「不好」，是不智且危險的想法。要是我們任意給某種拉筋操貼上「好」的標籤，有人就會誤以為他們可以隨時隨意做那種拉筋操，完全不會有任何問題。

個別需求才是關鍵！

記得，拉筋操沒有好壞之分。不過，在選定拉筋操之前，有一些必須注意及「檢查」的事項要先確認，才能認定你挑選的拉筋操沒有問題。

1. 首先，對運動者做整體評估。他們健康嗎？體能活躍程度如何？過去五年，經常久坐不愛動？他們是專業運動員嗎？有沒有受過重傷？有沒有任何肌肉痠痛或疼痛，或是關節僵硬的問題？
2. 其次，仔細評估想要伸展的身體部位或肌群。那些肌肉健康嗎？關節、韌帶或肌腱等部位有過損傷嗎？那些部位最近受過傷嗎？是否還在復原階段？

————————

萬一想伸展的肌群不是百分百健康，就要避免伸展那個部位，以免二度受到傷害。先做好復原和復健的步驟，再來從事特定部位的拉筋伸展運動，是比較理想的做法。不過，要是運動者很健康，想要伸展的部位也沒有受傷，就可以在練習伸展運動時依循以下準則。

1.做拉筋操之前一定要先暖身

我們經常會忽略這項準則，而沒有切實做好暖身，這樣就有可能因為強行拉筋而嚴重受傷。伸展未經暖身的肌肉，就像硬要拉開乾枯的舊橡皮圈一樣，風險是：可能會斷掉。

伸展前先暖身有幾個好處，但最主要的目的就是讓身體和心理為較費力的活動做好準備。暖身能提高身體的核心體溫和肌肉溫度，讓身體能夠適應接續的活動。肌肉溫度一旦提高，就會變得較放鬆、柔軟及靈活。如此一來，就能確保伸展運動獲得最大的益處。

正確的暖身運動也能提高心跳及呼吸速率。身體的血流會因此增加，進而把較多氧氣和養分帶到要運動的肌肉部位。以上這些因素都能幫助肌肉為伸展運動做好準備。

正確的暖身運動應該包括少量的體能活動。暖身運動的強度和時間長短（多強？做多久？），要視運動者的體適能程度而定。不過，大部分的人應該要做10分鐘的暖身運動，而且要達到輕微發汗的狀態。

2.運動前後都要做拉筋操

我們常常有這樣的疑問：「我應該在運動前或運動後做拉筋操？」這不是二選一的選擇題，因為運動前後都有必要做拉筋操。運動前後的拉筋操各有不同目的，兩者不能一概而論。

運動之前做拉筋操，可以預防受傷。伸展運動可以延展肌肉和肌腱，因而提高人體部位的活動範圍，確保身體活動自如，藉此預防因為不當拉扯、施力不當而受傷。

運動之後的拉筋操，則扮演不同的角色。其主要目的是幫助肌肉和肌腱的修復。拉筋操可以延展肌肉和肌腱，有助於預防肌肉緊繃，以及減緩運動後遲發性肌肉痠痛的問題

運動後的拉筋操應該被當成是緩和運動看待。緩和運動要怎麼做，要視運動的時間長短及激烈程度而定，但通常是5～10分鐘的溫和體能活動，接著再做5～10分鐘的靜態拉筋操。

有效的緩和運動，包括少量的體能活動和拉筋操，能夠幫助肌肉排除廢物，預防血池形成，並運送較多的氧氣與養分到肌肉。這些都能幫助人體恢復到運動前的狀態，有助於身體的復原過程。

3.絕對不超過緊繃點

拉筋操不應該是讓人會產生疼痛感的運動，而是要讓人能樂在其中，放鬆、享受舒通筋肉的一種有益活動。然而，不少人誤以為要從拉筋伸展操獲得最大的效果，就是要能忍痛練習。這是做伸展運動最大的錯誤觀念。以下就來解釋箇中原因。

當肌肉被伸展到緊繃點時，人體會啟動「牽張反射」（stretch reflex）這種防衛機制。牽張反射的主要功能是維持肌肉的正常長度，是人體預防肌肉、肌腱和關節重大傷害的安全措施。牽張反射用來保護肌肉和肌腱的方式，是引發收縮，阻止它們被過度伸展。

所以要避免啟動牽張反射的機制，就要避免疼痛。練習拉筋操時，千萬不要刻意伸展身體部位到不舒服的程度，只要伸展肌肉到感覺緊繃的程度就好。如此一來，運動者就可避免拉傷肌肉，並且能從伸展運動中獲得最大益處。

4.伸展主要肌群及作用相反的肌群

做拉筋操的一個要點，是要顧及我們身體所有的主要肌群。例如，如果你從事的是某種著重腿部的運動，並不代表在伸展訓練時可以忽略上半身。

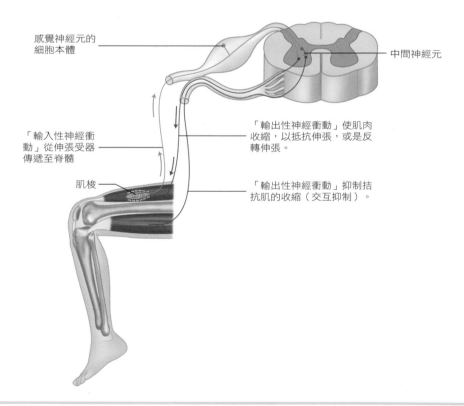

圖2.9：牽張反射弧

所有的肌肉在體能活動時都扮演著重要角色，而非只有特定一些肌肉。比方說，上半身的肌肉對所有田徑賽運動都非常重要。這些肌肉在我們賽跑時，對身體的穩定和平衡影響重大。因此，保持上半身肌肉柔軟靈活，至關緊要。

人體所有的肌肉都有與其作用相反的肌肉。比方說，和腿前方的肌肉（股四頭肌）相反的是腿後方的肌肉（腿後肌）。這兩組肌群彼此拮抗以平衡人體，要是兩組肌群的肌力或柔軟度不一樣，就可能導致受傷或姿勢不良的問題。舉例來說，腿後肌撕裂是田徑賽運動常見的運動傷害。造成的原因往往是運動員有強壯的股四頭肌，但腿後肌卻無力或僵硬。這樣的不平衡讓腿後肌承受很大的壓力，因而導致肌肉撕裂或拉傷。

5.拉筋操宜和緩進行

緩慢、溫和的拉筋伸展運動有助於放鬆肌肉，運動者也因此更能享受拉筋伸展運動，並且獲益更大。此外，也能避免快速劇烈的動作而導致肌肉撕裂和拉傷。

6.拉筋伸展時呼吸要緩和自然

許多人做拉筋操時會不自覺地憋氣，這會造成肌肉緊張，肌肉因此不容易伸展開來。若要避免這種情況，做拉筋操時記得要配合緩慢的深呼吸。

這有助於放鬆肌肉、增加血流，並運送較多的氧氣與養分到肌肉。

如何運用以上訣竅評估拉筋操

我們來看看一個最受爭議的伸展動作，就能瞭解以上的幾個安全準則應該如何運用。

如圖2.10所示的伸展動作很多人都不敢苟同，認為這個動作的風險很高，是一個不正確的伸展動作，因此大多建議不要隨便就做這個動作。

但是，為什麼在奧林匹克運動會、大英國協運動會和世界錦標賽上，都可以見到短跑選手在賽前做這個伸展動作呢？讓我們應用以上的檢查標準，來看看會得到什麼樣的結果。

第一步，就是先評估做這個伸展動作的是什麼人。

執行者健康、生活型態活躍，體適能狀態良好嗎？如果不是，那麼這個伸展動作就不是他們可以輕易嘗試的。

執行者者年紀大、體重過重或身體狀況差嗎？他們年紀輕，還在成長階段嗎？他們的生活習慣是久坐不好動嗎？如果答案是肯定的，以上這些人就應該避開這個伸展動作。

通常第一步的評估考量，大概就會刷掉50%的人，也就是說，有多達五成的人不適合做這個伸展動作。

第二步，就是評估所要伸展的部位。這個伸展動作顯然會讓腿後肌和下背肌肉承受較大的張力。因此，要是腿後肌群或下背肌肉不是完全健康的人，就不太能做這個伸展動作。

第二步的評估考量，大概會排除另外25%的人，也就是說，這個伸展動作只適合25%的人來做，這些人大多是經過良好訓練、體能狀態良好，而且沒有受傷的運動員。

最後要提醒的是，即便是這些經過良好訓練、體能狀態良好且沒有受傷的運動員，還是要依循上述六個注意事項，才能確保安全有效地做這個伸展動作。

不要忘了，拉筋操本身沒有好壞之分。練習拉筋操的方式以及做拉筋操的人，才是拉筋操是否安全有益，以及是否有效或有害的關鍵。

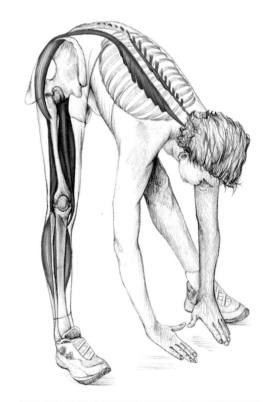

圖2.10：一個有爭議的伸展動作

如何正確地進行拉筋操

1.做拉筋操的時機

拉筋操必須與其他運動訓練占有同等重要的地位。只要是參加運動競賽或做任何運動，就得要安排出時間伸展緊繃或僵硬的身體部位。愈是熱衷運動與體適能的人，就愈應該花時間和精力在伸展運動上。

如同前文所述，運動前後都要做拉筋操，這是不可怠惰的。除此之外，我們還應該在哪些時候做拉筋操呢？針對個別的訓練目標，又要如何選擇最適合的拉筋操呢？

依照訓練目標選對拉筋操種類，對柔軟度訓練的效果有很大的影響。以下是我對選擇拉筋操的一些建議。

就暖身來說，選擇動態式拉筋最有效果。而就緩和運動而言，靜態、被動式拉筋伸展，以及PNF伸展法最適合。如果要增進肌肉和關節活動範圍，建議做PNF伸展法和單一肌群主動伸展。若以復健為目標，結合PNF伸展法、單一肌群主動伸展以及主動式拉筋，可以達到最佳效果。

那麼，我們還有哪些時候可以做拉筋操呢？其實任何時候都可以。拉筋伸展運動是放鬆自己和舒緩壓力的好方法，看電視時做做拉筋伸展操，是善用時間的好方法。一開始可以先原地快走或慢跑五分鐘，然後坐在電視機前的地板開始練習幾個伸展動作。

如果日後要參加體育競賽，就要非常注意自己的身體狀態，讓身體保持良好的體能，進而慢慢達到顛峰狀態，是非常重要的事。參賽者的身體柔軟度應該在競賽之前達到最佳狀態。很多人都是在競技性運動時，因為劇烈動作而受傷。因此在競賽前，務必要培養做拉筋操的習慣。

2.停留動作、計數、再重複

每個伸展動作應該停留多久時間？每個拉筋操應該要做幾次？每回的練習時間要多長？

以上問題是討論拉筋伸展運動時，經常會被提出的問題。儘管相關研究對

此的看法不一，但就我研究資料以及衡量個人經驗之後的看法，認為以下建議是目前最恰當且有益的資訊。

每個伸展動作應該停留多久時間？

這是爭議性最大，也最眾說紛紜的一個問題。有些人會說停留10秒鐘就夠了，我認為這是最低限度。10秒鐘只夠肌肉放鬆並開始延展，若要對柔軟度有幫助，每個伸展動作至少要停留20～30秒才行。

伸展運動要做得多深入，必須視個人是否有經常運動的習慣或從事的運動類型而定。對於想增進健康及體適能的人而言，每個動作只要停留20秒就夠了。然而，對於從事激烈的競技性運動的人，每個動作至少必須停留30秒，然後逐漸伸展到60秒以上。

每個拉筋操應該要做幾次？

同樣的準則也適用於此一問題。每個肌群需要做多少次伸展動作，必須視個人是否有經常運動的習慣或運動類型而定。比方說，初學者應該伸展每個肌群2～3次。要是從事較激烈運動的人，就必須伸展每個肌群3～5次。

每回的練習時間要多長？

這個問題也同樣適用於前述準則。初學者每回練習時間5～10分鐘就夠了，但專業運動員就可能要長達兩個小時。若是介於初學者及運動員之間的人，可依自己程度調整時間長短。

做拉筋操要有耐心，沒有人能夠在兩、三個星期內就柔軟度大增，所以不要期待伸展運動會帶來奇蹟般的效果。眼光要放得長遠，有些肌群需要至少三個月的密集伸展運動才能見到成效。所以持之以恆，絕對是值得的。

3.拉筋操的進行步驟

剛開始練習伸展運動時，不要只做幾種拉筋操，而是要做大範圍的全身性伸展。其目的是降低整體肌肉的緊繃程度，並且提高關節及四肢的活動能力。

接下來，就是開始伸展肌肉和肌腱到超越其正常的活動範圍，以提高身體的整體柔軟度。然後，再針對特別緊繃的部位伸展，或是對自己所從事的

運動項目，選擇適合的拉筋操，訓練特別重要的身體部位。要記得，這些都要花時間。這些伸展練習可能要花上三個月才能看見效果，習慣靜態生活或是一向缺乏肌肉訓練的人可能需要更長的時間。

沒有資料顯示，伸展運動必須依循哪些特定程序。但是，一般建議是從坐姿拉筋操入手，因為採坐姿練習，受傷機率會較小，等身體適應後，再接著練習站姿拉筋操。最簡易的做法是從腳踝開始伸展，然後往上進行到頸部，或是反方向進行也可以。只要能伸展到所有主要肌群及作用相反的肌群，採用哪種方式都無所謂。

一旦整體的柔軟度提升後，就可以開始專注於加強特定肌肉或肌群的活動範圍，特別針對這些肌肉來做伸展運動，對於做拉筋操來說是相當重要的過程。做法是一次只專注在一個肌群上，比如說，不要一次伸展兩腿的腿後肌，而是一次只專注一側的就好。這樣的訓練方法，可以幫助降低支持肌群的阻力。

4.姿勢

伸展姿勢或稱正位（alignment），是柔軟度訓練最常被忽略的層面。在做拉筋伸展運動時，必須切記姿勢會影響到整體效益。不良的姿勢和不正確的做法可能造成肌肉失衡，而讓身體受傷。正確的姿勢，則能讓目標肌群得到最好的伸展。

主要肌群是由許多不同的肌肉構成，要是伸展姿勢不精準或不正確，可能會讓肌肉受力不均，導致肌肉失衡而讓身體受傷。舉例來說，伸展腿後肌時，腳掌一定要朝前。如果雙腳外八，就可能讓腿後肌的部分肌肉承受過度壓力，因而導致肌肉失衡，如此一來，花時間做伸展運動反而未蒙其利，先受其害了。

如何將拉筋操融入暖身運動

最近我接收到許多關於拉筋伸展最新研究所衍生的問題，其中最常被問到的就是拉筋伸展在暖身運動中扮演著怎樣的角色。

一些關於拉筋伸展的迷思甚囂塵上，導致許多人對此相當疑惑，有些人甚至認為拉筋伸展完全不應該出現在暖身運動中。以下我將提供一些資訊來

破除這些迷思，並重新定位拉筋伸展在暖身運動中的角色。

科學研究怎麼說？

我回顧過的大多數研究，都試圖想測定出拉筋伸展對於運動傷害預防的效果。然而大部分的測定方式都是有瑕疵，而且大部分研究者對於拉筋伸展如何融入運動傷害防治的一環以及暖身運動，似乎不夠了解。

雖然我們可以用簡單的方法，測出拉筋伸展對於柔軟度的影響，例如：坐姿體前彎，但拉筋伸展對於運動表現以及運動傷害的效果，目前還是難以用科學方法測定。

一篇有關拉筋伸展的整合研究，也支持上述說法：「由於目前研究結果數據量不足，異質性過大，再加上優質的研究不多，有關拉筋伸展預防運動傷害的議題是難以下結論的。」（Weldon, 2003）

最大的誤會

由於對拉筋暖身的錯誤理解，使得許多人完全棄置拉筋操。有關拉筋伸展對於暖身運動的重要性，我們於先前的內文中已經提及，但是你必須細細地讀完先前的內文。

把拉筋操當作暖身運動的一部分吧！

有一個要弄清楚的重要觀念是：拉筋伸展是暖身的一個重要部分，但這不代表你隨隨便便做幾個拉筋操就算完成了暖身運動。除了拉筋伸展之外，還有幾個關鍵元素共同構成暖身運動，如此才能夠讓運動員熱身充分，並減少運動傷害的風險。

我們應該好好認識有效且安全的暖身運動中該有哪些組成要素，並且以正確的順序執行它們。要記得，拉筋伸展只是暖身運動的其中一個部分，拉筋伸展的重要性固然獨特，但它跟其他部分也是相互依存的。

以下四個重點就是有效且完整的暖身運動中所應該囊括的：

1. 全身性熱身：這個階段主要是5～15分鐘的輕度體能活動，目的是要增加心率、呼吸速率、血液循環和肌肉溫度。

2. 靜態伸展：輕度活動後，接著應該是5～10分鐘緩和的靜態伸展，目的是要緩慢地使主要肌群與相關組織延長。
3. 針對運動項目的熱身：在這個階段，運動員應該做10～15分鐘簡單的訓練，這些熱身項目應該要能反映運動員在運動中所需要的動作。
4. 動態伸展：動態伸展的方式是這樣的，選定身體部位以來回搖擺或是反彈的方式，伸展該部位可動的極限範圍。來回擺盪或反彈的力量在伸展中逐漸增強，但是自始至終這股力量都應該受到調控，不應該過度激烈而失去控制。

以上四個要素都是同等重要的，沒有一項可以輕易忽略的。四項要素協同作用，讓運動員的身體與心靈狀態能好好迎接接下來更激烈運動的挑戰。

請謹記以下三點：

1. 以不正確的方式進行動態伸展，反而會增加受傷風險。
2. 以上暖身要素的時間建議是針對專業運動員的。如果是業餘運動員請根據您的狀態做調整。
3. 近期的研究顯示靜態伸展會減少肌肉的收縮力，因而降低運動員的力量與爆發力。這也是為什麼我們會將靜態伸展編排在整個暖身運動的前段，並隨後加上針對運動項目的熱身與動態伸展。

總結

只要正確執行，拉筋伸展便能為我們帶來益處。拉筋伸展對於預防運動傷害以及增進運動表現來說，具有一定的重要性。為了達到最大效益，除了拉筋伸展外，也別忘了其他能夠減少傷害發生的運動技巧，以及那些能夠強化身體素質的基礎運動。

如何使用第三至十四章

《痠痛拉筋解剖書》是以人體基礎解剖學及生理學為基礎，結合拉筋與柔軟度訓練而設計的實用手冊，全書收錄了135種的拉筋操。這些拉筋操依照伸展到的身體部位來編排，對於運動到的目標肌群都有清楚的拉線圖示。

除了詳細的解剖圖示，每個拉筋操的介紹內容還包括以下幾個大項：施行步驟、伸展的肌群、對哪些運動有幫助、有助於修復哪些運動傷害，以及練習該拉筋操的訣竅與常見問題等相關資訊。

本書採統一的編排風格，清楚呈現每個拉筋操的資訊，方便讀者閱讀及實際練習。關於每個拉筋操的版面編排，可以參考以下樣張。

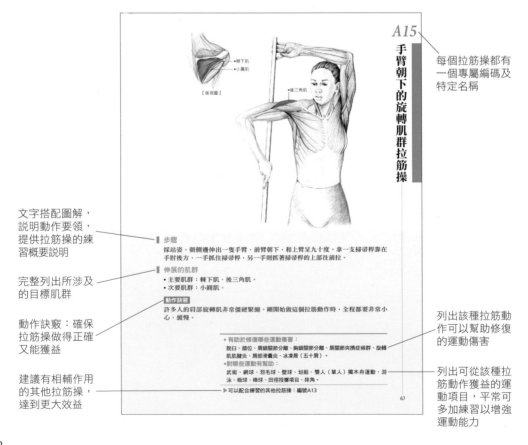

文字搭配圖解，說明動作要領，提供拉筋操的練習概要說明

完整列出所涉及的目標肌群

動作訣竅：確保拉筋操做得正確又能獲益

建議有相輔作用的其他拉筋操，達到更大效益

A15

手臂朝下的旋轉肌群拉筋操

每個拉筋操都有一個專屬編碼及特定名稱

棘下肌
小圓肌
【後視圖】
後三角肌

■ 步驟
採站姿，朝側邊伸出一隻手臂，前臂朝下，和上臂呈九十度。拿一支掃帚桿靠在手肘後方，一手抓住掃帚桿，另一手則抓著掃帚桿的上部往前拉。

■ 伸展的肌群
• 主要肌群：棘下肌、後三角肌。
• 次要肌群：小圓肌。

動作訣竅
許多人的肩部旋轉肌非常僵硬緊繃。剛開始做這個拉筋動作時，全程都要非常小心、緩慢。

• 有助於修復哪些運動傷害：
脫臼、錯位、肩鎖關節分離、胸鎖關節分離、肩關節夾擠症候群、旋轉肌肌腱炎、肩部滑囊炎、冰凍肩（五十肩）。

• 對哪些運動有幫助：
武術、網球、羽毛球、壁球、划船、雙人（單人）獨木舟運動、游泳、板球、棒球、田徑投擲項目、排角。

▶ 可以配合練習的其他拉筋操：編號A13

列出該種拉筋動作可以幫助修復的運動傷害

列出可從該種拉筋動作獲益的運動項目，平常可多加練習以增強運動能力

67

| 第三章 |

頸部、肩部拉筋操

頸部肌肉的作用是負責頸部的動作，或是支撐頭部。在兩側頸椎的頸部肌肉同時施力時，會讓頸部屈曲（下巴靠往胸骨的方向）、伸展，以及超伸展（抬頭看的方向）。頸部兩側肌肉若分開作用，將會讓頭部旋轉，或是向左或向右傾（耳朵到肩膀的方向）。

胸鎖乳突肌可將脖子劃分為前三角區和後三角區。而前三角區與後三角區都各有其他頭頸部肌肉形成邊界或底部。另外，後三角區其實位在脖子的側邊，而脊椎前肌肉是一群附著在頸椎、上胸椎的椎體和脊椎橫突上的小肌肉。脊椎側肌肉包括斜角肌，一共有三條，分別為前、中、後斜角肌，位在脖子側邊，共同組成後三角區的底部。這些肌肉是呼吸輔助肌，同時可以使頸部屈曲。

肩膀，或稱作是肩帶，是由鎖骨、肩胛骨所組成，也正是上肢和中軸骨（軀幹）會合之處。肩帶大大地增加了肩膀的活動度，如果只有肩盂肱骨關節，無法達成這樣的活動度。雖然這兩塊骨頭共同被視為肩帶，但是當前鋸肌、胸小肌、提肩胛肌、菱形肌和斜方肌等肌肉施力時，真正直接受力並產生動作的只有肩胛骨而已。在胸廓的前方有胸小肌和前鋸肌，它們起自肋骨前方，止於肩胛骨。在我們做出推、投擲或揮拳的動作時，負責將肩胛骨拉往前往外。

旋轉肌袖是一群起自肩胛骨，止於肱骨的小肌肉，包括：肩胛下肌、棘下肌、棘上肌和小圓肌，它們雖然可以增加肩關節的活動度，卻也犧牲掉一些關節的穩定度。

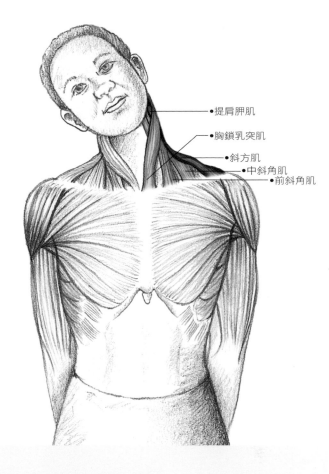

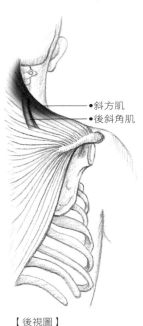

【後視圖】

斜方肌
後斜角肌

提肩胛肌
胸鎖乳突肌
斜方肌
中斜角肌
前斜角肌

步驟

抬頭看著前方。雙手置於背後，慢慢把耳朵貼向肩膀。

伸展的肌群

- 主要肌群：提肩胛肌、斜方肌。
- 次要肌群：胸鎖乳突肌、前斜角肌、中斜角肌、後斜角肌。

動作訣竅

1.放鬆肩膀。
2.雙手一直要放在背後。
3.側頭時不要聳肩。

- 有助於修復哪些運動傷害：
  頸部肌肉拉傷、頸部揮鞭樣損傷（頸椎屈曲／伸展損傷）、頸椎神經牽涉症、急性斜頸。
- 對哪些運動有幫助：
  拳擊、美式足球、橄欖球、游泳、摔角。

▶可以配合練習的其他拉筋操：編號A02

A02

頸部旋轉拉筋操

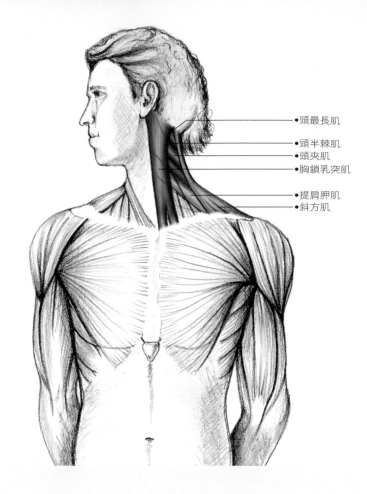

- 頭最長肌
- 頭半棘肌
- 頭夾肌
- 胸鎖乳突肌
- 提肩胛肌
- 斜方肌

▍ 步驟

抬頭挺直站立，肩膀不動，慢慢把下巴轉向肩膀。

▍ 伸展的肌群

- 主要肌群：胸鎖乳突肌、頭夾肌、頭半棘肌、頭最長肌。
- 次要肌群：提肩胛肌、斜方肌。

動作訣竅

1. 保持頭部挺直。
2. 下巴不要下垂。

- 有助於修復哪些運動傷害：
  頸部肌肉拉傷、頸部揮鞭樣損傷（頸椎屈曲／伸展損傷）、頸椎神經牽拉症、急性斜頸。
- 對哪些運動有幫助：
  射箭、拳擊、美式足球、橄欖球、游泳、摔角。

▶ 可以配合練習的其他拉筋操：編號A06

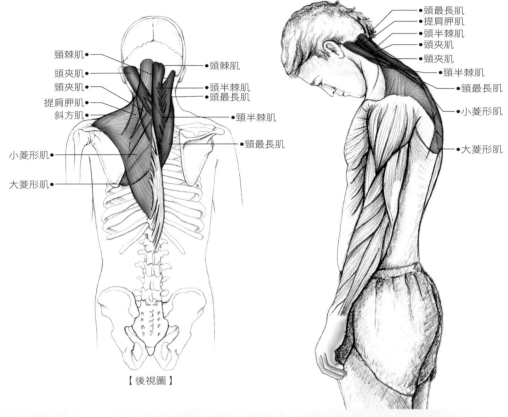

頸棘肌•
頭夾肌•
頸夾肌•
提肩胛肌•
斜方肌•

•頭棘肌
•頭半棘肌
•頭最長肌

•頸半棘肌

小菱形肌•

•頸最長肌

大菱形肌•

【後視圖】

•頭最長肌
•提肩胛肌
•頭半棘肌
•頭夾肌
•頸夾肌
•頸半棘肌
•頸最長肌
•小菱形肌
•大菱形肌

▌ 步驟

挺直站立，下巴垂向胸膛。放鬆肩膀，雙臂垂放在身體兩側。

▌ 伸展的肌群

- 主要肌群：頭半棘肌、頸半棘肌、頭棘肌、頸棘肌、頭最長肌、頸最長肌、頭夾肌、頸夾肌。
- 次要肌群：提肩胛肌、斜方肌、菱形肌。

動作訣竅

1. 上背部和頸部的柔軟度因人而異，不要用力低下頭而導致過度拉扯頸部。
2. 放鬆身體，靠頭部重量自然下垂而伸展頸部。

- 有助於修復哪些運動傷害：
  頸部肌肉拉傷、頸部揮鞭樣損傷（頸椎屈曲／伸展損傷）、頸椎神經牽拉症、急性斜頸。
- 對哪些運動有幫助：
  拳擊、美式足球、橄欖球、自行車、游泳、摔角。

▶可以配合練習的其他拉筋操：編號A07

頸
部
斜
向
拉
筋
操

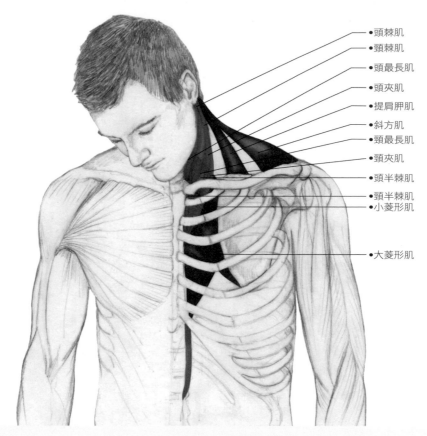

● 頭棘肌
● 頸棘肌
● 頭最長肌
● 頭夾肌
● 提肩胛肌
● 斜方肌
● 頸最長肌
● 頸夾肌
● 頭半棘肌
● 頸半棘肌
● 小菱形肌
● 大菱形肌

▌ 步驟

挺直站立，下巴垂向胸膛。接著輕柔地將頭傾向身體一側。放鬆肩膀，雙臂垂放
在身體兩側。

▌ 伸展的肌群

- 主要肌群：提肩胛肌、斜方肌、菱形肌。
- 次要肌群：頭半棘肌、頸半棘肌、頭棘肌、頸棘肌、頭最長肌、頸最長肌、頭
  夾肌、頸夾肌。

動作訣竅

1. 上背部和頸部的柔軟度因人而異，不要用力低下頭而導致過度拉扯頸部。
2. 放鬆身體，靠頭部的重量自然下垂而伸展頸部。

- 有助於修復哪些運動傷害：
  頸部肌肉拉傷、頸部揮鞭樣損傷（頸椎屈曲／伸展損傷）、頸椎神經牽拉症、
  急性斜頸。
- 對哪些運動有幫助：
  射箭、拳擊、足球、美式足球、橄欖球、腳踏車、高爾夫球、游泳、摔角。

▶ 可以配合練習的其他拉筋操：編號A02、 A07

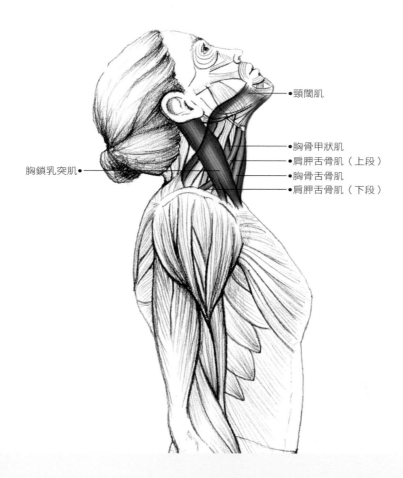

頸闊肌

胸骨甲狀肌

肩胛舌骨肌（上段）

胸骨舌骨肌

肩胛舌骨肌（下段）

胸鎖乳突肌

▌步驟

挺直站立，頭往上抬，同時看著上方，彷彿要把下巴抬高指天。放鬆肩膀，雙臂
垂放在身體兩側。

▌伸展的肌群

- 主要肌群：頸闊肌、胸鎖乳突肌。
- 次要肌群：肩胛舌骨肌、胸骨舌骨肌、胸骨甲狀肌。

動作訣竅

做這個拉筋操時，嘴巴不要張開。

- 有助於修復哪些運動傷害：

  頸部肌肉拉傷、頸部揮鞭樣損傷（頸椎屈曲／伸展
  損傷）、頸椎神經牽拉症、急性斜頸。
- 對哪些運動有幫助：

  拳擊、美式足球、橄欖球、自行車、游泳、摔角。

▶可以配合練習的其他拉筋操：編號C02

A06

頸部前伸拉筋操

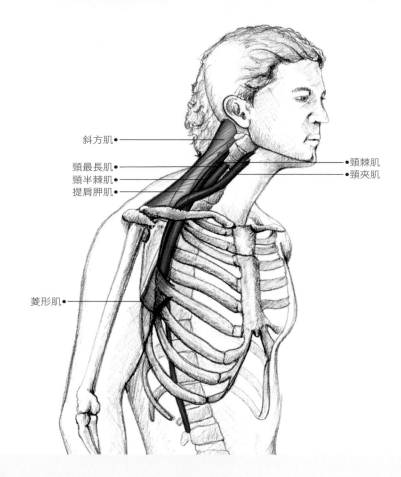

斜方肌•

頸最長肌•
頸半棘肌•
提肩胛肌•

•頸棘肌
•頸夾肌

菱形肌•

▌ **步驟**

抬頭，接著將下巴往前頂，頭部往前推出。

▌ **伸展的肌群**

- 主要肌群：頸半棘肌、頸棘肌、頸最長肌、頸夾肌。
- 次要肌群：提肩胛肌、斜方肌、菱形肌。

動作訣竅

1. 頭要抬高。
2. 下巴不要下垂。

- **有助於修復哪些運動傷害：**
  頸部肌肉拉傷、頸部揮鞭樣損傷（頸椎屈曲／伸展損傷）、頸椎神經牽拉症、急性斜頸。
- **對哪些運動有幫助：**
  拳擊、美式足球、橄欖球、自行車、游泳、摔角。

▶可以配合練習的其他拉筋操：編號A03

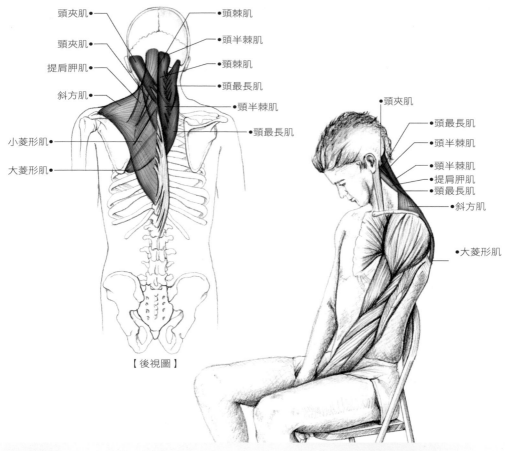

頭夾肌
頸夾肌
提肩胛肌
斜方肌
小菱形肌
大菱形肌

頭棘肌
頭半棘肌
頸棘肌
頭最長肌
頸半棘肌
頸最長肌

【後視圖】

頭夾肌
頭最長肌
頭半棘肌
頸半棘肌
提肩胛肌
頸最長肌
斜方肌

大菱形肌

▌ 步驟

坐在椅子上，雙手交叉垂靠到雙腿間的椅子。讓頭部下垂，然後抬頭回正。

▌ 伸展的肌群

- 主要肌群：頭半棘肌、頸半棘肌、頭棘肌、頸棘肌、頭最長肌、頸最長肌、頭夾肌、頸夾肌。
- 次要肌群：提肩胛肌、斜方肌、菱形肌。

動作訣竅

1. 上背部和頸部的柔軟度因人而異。不要用力低下頭而導致過度伸展頸部。
2. 身體放鬆，讓頭部隨著本身的重量下垂而自然伸展頸部。

- 有助於修復哪些運動傷害：
  頸部肌肉拉傷、頸部揮鞭樣損傷（頸椎屈曲／伸展損傷）、頸椎神經牽拉症、急性斜頸。
- 對哪些運動有幫助：
  射箭、拳擊、美式足球、橄欖球、自行車、高爾夫球、游泳、摔角。

▶ 可以配合練習的其他拉筋操：編號A03、A11

A08

平臂式肩膀拉筋操

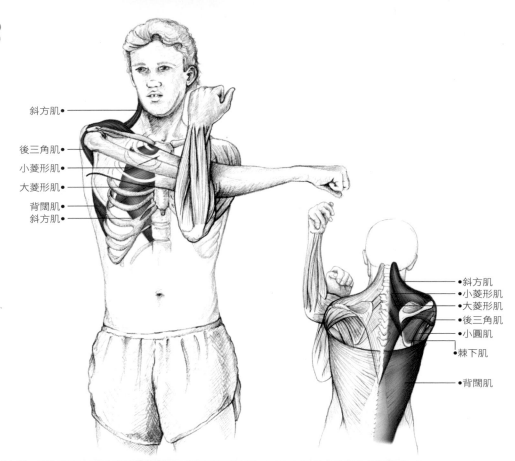

斜方肌•
後三角肌•
小菱形肌•
大菱形肌•
背闊肌•
斜方肌•

•斜方肌
•小菱形肌
•大菱形肌
•後三角肌
•小圓肌
•棘下肌
•背闊肌

▌ 步驟

身體站直，一隻手臂橫過胸前，並與地面保持平行，然後把手肘往另一側的肩膀拉近。

▌ 伸展的肌群

• 主要肌群：斜方肌、菱形肌、背闊肌、後三角肌。
• 次要肌群：棘下肌、小圓肌。

動作訣竅

手臂不要彎曲，與地面保持平行。

• 有助於修復哪些運動傷害：

脫臼、錯位、肩鎖關節分離、胸鎖關節分離、肩關節夾擠症候群、肩旋轉肌肌腱炎、肩部滑囊炎、冰凍肩（五十肩）。

• 對哪些運動有幫助：

射箭、板球、棒球、壘球、拳擊、高爾夫球、網球、羽毛球、壁球、划船、雙人（單人）獨木舟運動、游泳、田徑投擲項目。

▶ 可以配合練習的其他拉筋操：編號A09

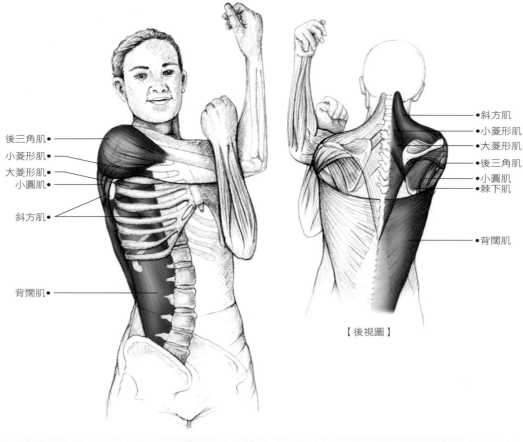

後三角肌•
小菱形肌•
大菱形肌•
小圓肌•

斜方肌•

背闊肌•

斜方肌•
小菱形肌•
大菱形肌•
後三角肌•
小圓肌•
棘下肌•

背闊肌•

【後視圖】

曲臂式肩膀拉筋操

▎步驟

身體站直，一隻手臂橫過胸前。手肘弓成九十度，然後把手肘往另一側肩膀拉。

▎伸展的肌群

- 主要肌群：斜方肌、菱形肌、背闊肌、後三角肌。
- 次要肌群：棘下肌、小圓肌。

動作訣竅

上臂與地面保持平行。

- 有助於修復哪些運動傷害：

  脫臼、錯位、肩鎖關節分離、胸鎖關節分離、肩關節夾擠症候群、旋轉肌肌腱炎、肩部滑囊炎、冰凍肩（五十肩）。

- 對哪些運動有幫助：

  射箭、板球、棒球、壘球、拳擊、高爾夫球、網球、羽毛球、壁球、划船、雙人（單人）獨木舟運動、游泳、田徑投擲項目。

▶可以配合練習的其他拉筋操：編號A08

抱臂式肩膀拉筋操

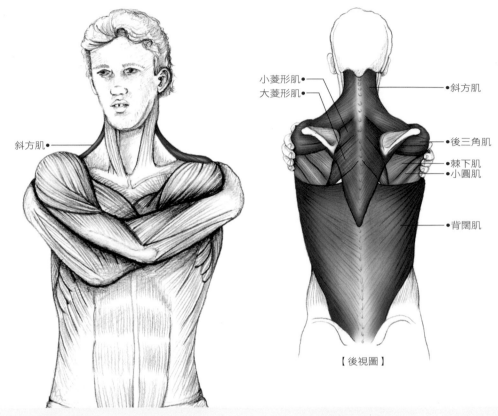

斜方肌●

小菱形肌●
大菱形肌●

●斜方肌

●後三角肌
●棘下肌
●小圓肌

●背闊肌

【後視圖】

▌步驟

身體站直，雙臂交叉環抱肩膀就像擁抱自己一樣。然後把雙肩往後挺。

▌伸展的肌群

- 主要肌群：斜方肌、菱形肌、背闊肌、後三角肌。
- 次要肌群：棘下肌、小圓肌。

動作訣竅

1. 不要猛然把肩膀往後挺。
2. 要慢慢地把肩膀往後拉，做漸進式伸展。

●有助於修復哪些運動傷害：

脫臼、錯位、肩鎖關節分離、胸鎖關節分離、肩關節夾擠症候群、旋轉肌肌腱炎、肩部滑囊炎、冰凍肩（五十肩）。

●對哪些運動有幫助：

射箭、板球、棒球、壘球、拳擊、高爾夫球、網球、羽毛球、壁球、划船、雙人（單人）獨木舟運動、游泳、田徑投擲項目。

▶ 可以配合練習的其他拉筋操：編號A11

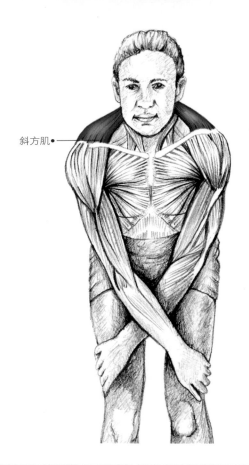

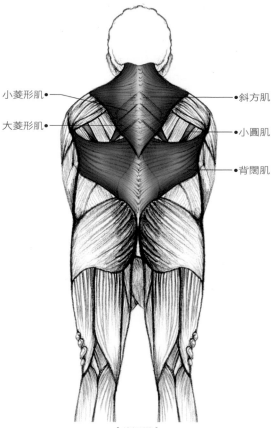

斜方肌●

小菱形肌●
大菱形肌●

●斜方肌
●小圓肌
●背闊肌

【後視圖】

▍ 步驟

曲膝站立，雙臂於身前交叉，接著雙手抓住膝蓋後面。漸漸挺起上半身，直到上背部和肩膀覺得緊繃為止。

▍ 伸展的肌群

- 主要肌群：斜方肌、菱形肌、背闊肌。
- 次要肌群：小圓肌。

動作訣竅

雙肩保持與地面平行，不要翻轉或一高一低。

- **有助於修復哪些運動傷害：**

  脫臼、錯位、肩鎖關節分離、胸鎖關節分離、肩關節夾擠症候群、旋轉肌肌腱炎、肩部滑囊炎、冰凍肩（五十肩）。

- **對哪些運動有幫助：**

  射箭、板球、棒球、壘球、拳擊、高爾夫球、網球、羽毛球、壁球、划船、雙人（單人）獨木舟運動、游泳、田徑投擲項目。

▶可以配合練習的其他拉筋操：編號A07

A12

向上伸展的肩膀拉筋操

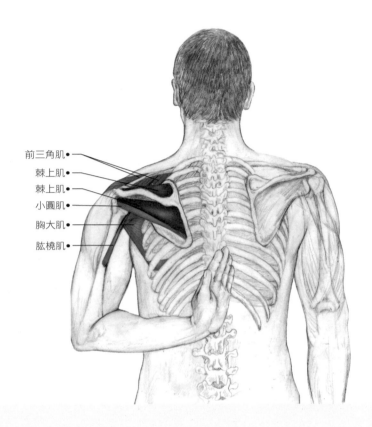

前三角肌 ●
棘上肌 ●
棘上肌 ●
小圓肌 ●
胸大肌 ●
肱橈肌 ●

▌ 步驟

將其中一手置於背後,並在兩邊的肩胛骨之間盡量向上伸展。

▌ 伸展的肌群

- 主要肌群:棘上肌、棘下肌。
- 次要肌群:胸大肌、小圓肌、 前三角肌、肱橈肌。

動作訣竅

許多人的肩膀旋轉肌群非常僵硬緊繃,剛開始做這個拉筋動作時,全程都要非常小心、緩慢。

- 有助於修復哪些運動傷害:

  脫臼、錯位、肩鎖關節分離、胸鎖關節分離、肩關節夾擠症候群、旋轉肌腱炎、肩部滑囊炎、冰凍肩(五十肩)。

- 對哪些運動有幫助:

  武術、網球、羽毛球、壁球、划船、雙人(單人)獨木舟運動、游泳、板球、棒球、田徑項目、摔角。

▶ 可以配合練習的其他拉筋操:編號A13、A15

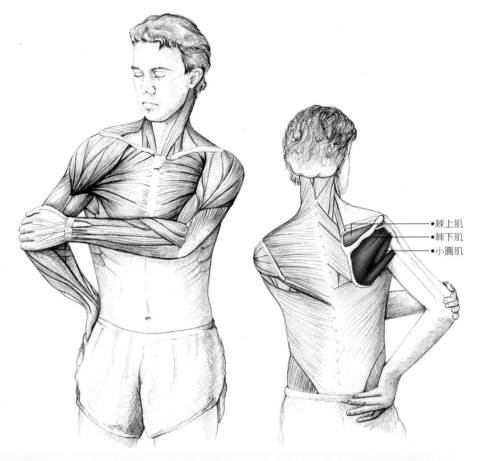

●棘上肌
●棘下肌
●小圓肌

▎步驟

採站姿，一手插在後腰上，手肘朝向側邊。用另一手抓住手肘，輕輕地把手肘往前拉。

▎伸展的肌群

- 主要肌群：棘下肌、小圓肌。
- 次要肌群：棘上肌。

動作訣竅

許多人的肩膀旋轉肌非常僵硬緊繃，剛開始做這個拉筋動作時，全程都要非常小心、緩慢。

- 有助於修復哪些運動傷害：

  脫臼、錯位、肩鎖關節分離、胸鎖關節分離、肩關節夾擠症候群、旋轉肌肌腱炎、肩部滑囊炎、冰凍肩（五十肩）。

- 對哪些運動有幫助：

  武術、網球、羽毛球、壁球、划船、雙人（單人）獨木舟運動、游泳、板球、棒球、田徑投擲項目、摔角。

▶ 可以配合練習的其他拉筋操：編號A15

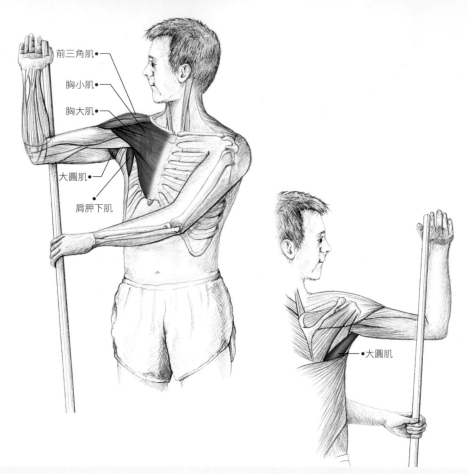

A14 手臂朝上的旋轉肌群拉筋操

前三角肌
胸小肌
胸大肌
大圓肌
肩胛下肌

大圓肌

▌ 步驟

採站姿,朝側邊伸出一隻手臂,前臂朝上,與上臂彎成九十度。拿一支掃帚桿靠在手肘後方,一隻手抓住掃帚桿,另一手則抓著掃帚桿的下部往前拉。

▌ 伸展的肌群

- 主要肌群:胸大肌、肩胛下肌、大圓肌。
- 次要肌群:胸小肌、前三角肌。

動作訣竅

許多人的肩部旋轉肌非常僵硬緊繃。剛開始做這個拉筋動作時,全程都要非常小心、緩慢。

- **有助於修復哪些運動傷害:**
  脫臼、錯位、肩鎖關節分離、胸鎖關節分離、肩關節夾擠症候群、旋轉肌肌腱炎、肩部滑囊炎、冰凍肩(五十肩)。

- **對哪些運動有幫助:**
  武術、網球、羽毛球、壁球、划船、雙人(單人)獨木舟運動、游泳、板球、棒球、田徑投擲項目、摔角。

▶ 可以配合練習的其他拉筋操:編號A15

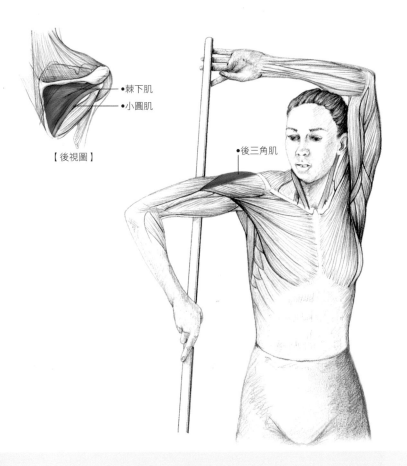

【後視圖】

●棘下肌
●小圓肌
●後三角肌

手臂朝下的旋轉肌群拉筋操

步驟

採站姿，朝側邊伸出一隻手臂，前臂朝下，和上臂呈九十度。拿一支掃帚桿靠在手肘後方，一手抓住掃帚桿，另一手則抓著掃帚桿的上部往前拉。

伸展的肌群

- 主要肌群：棘下肌、後三角肌。
- 次要肌群：小圓肌。

動作訣竅

許多人的肩部旋轉肌非常僵硬緊繃。剛開始做這個拉筋動作時，全程都要非常小心、緩慢。

- 有助於修復哪些運動傷害：
  脫臼、錯位、肩鎖關節分離、胸鎖關節分離、肩關節夾擠症候群、旋轉肌肌腱炎、肩部滑囊炎、冰凍肩（五十肩）。
- 對哪些運動有幫助：
  武術、網球、羽毛球、壁球、划船、雙人（單人）獨木舟運動、游泳、板球、棒球、田徑投擲項目、摔角。

▶可以配合練習的其他拉筋操：編號A13

雙手後拉式胸部拉筋操

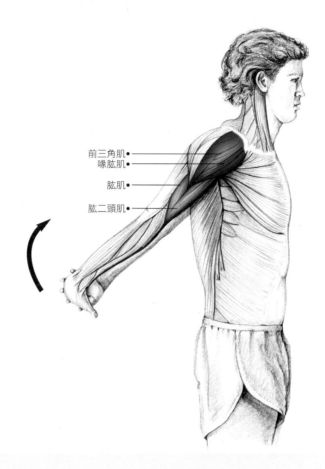

前三角肌●
喙肱肌●
肱肌●
肱二頭肌●

▌ **步驟**

身體站直，雙手於背後交扣，然後慢慢把手臂往上抬。

▌ **伸展的肌群**

- 主要肌群：前三角肌。
- 次要肌群：肱二頭肌、肱肌、喙肱肌。

動作訣竅

手臂往上抬時，身體不要前傾。

- **有助於修復哪些運動傷害：**

  脫臼、錯位、肩鎖關節分離、胸鎖關節分離、肩關節夾擠症候群、旋轉肌肌腱炎、肩部滑囊炎、冰凍肩（五十肩）、胸部肌肉拉傷、胸部肌肉終端發炎。

- **對哪些運動有幫助：**

  籃球、籃網球、健行、隔宿健行、登山、定向越野運動、網球、羽毛球、壁球、划船、雙人（單人）獨木舟運動、游泳、板球、棒球、田徑投擲項目。

▶ 可以配合練習的其他拉筋操：編號B06

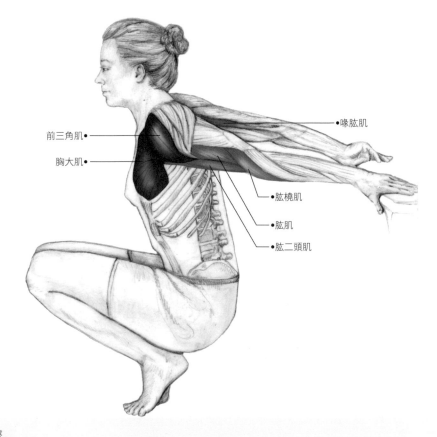

前三角肌●

胸大肌●

●喙肱肌

●肱橈肌

●肱肌

●肱二頭肌

▌步驟

上身直立，背向桌子或長凳，雙手反向伸直抓住其邊緣，接著慢慢往下蹲。

▌伸展的肌群

- 主要肌群：前三角肌、胸大肌。
- 次要肌群：肱二頭肌、肱肌、肱橈肌、喙肱肌。

動作訣竅

眼睛向前看，保持身體直立。

- **有助於修復哪些運動傷害：**
  脫臼、錯位、肩鎖關節分離、胸鎖關節分離、肩關節夾擠症候群、旋轉肌腱炎、肩部滑囊炎、冰凍肩（五十肩）、胸部肌肉拉傷、胸部肌肉終端發炎。
- **對哪些運動有幫助：**
  籃球、籃網球、健行、隔宿健行、登山、定向越野運動、網球、羽毛球、壁球、划船、雙人（單人）獨木舟運動、游泳、板球、棒球、田賽項目。

▶可以配合練習的其他拉筋操：編號B03、B05

| 第四章 |

手臂、胸部拉筋操

肱二頭肌和旋後肌皆負責前臂旋後的動作，而旋前圓肌和旋前方肌則是前臂主要負責旋前的肌肉。由於肱二頭肌比其拮抗肌強而有力許多，導致旋後的動作比旋前來得強勢。螺絲釘上螺紋的設計正是符合此生物力學，符合右撇子的旋後手勢。

以橫切面來看，前臂可以分為兩個腔室，前腔室以及後腔室。

前腔室包含前臂的屈肌。旋前圓肌、橈側屈腕肌、掌長肌和尺側屈腕肌，功能為使前臂旋前，使手腕、手指和大拇指屈曲。前腔室的深層則包含三個肌肉，有屈指深肌、屈拇長肌和旋前方肌，三者皆直接與骨頭和關節的韌帶相接。

後腔室的肌肉包含手腕和手指的伸肌，為屈肌的拮抗肌。總體而言，伸肌群比其拮抗的屈肌要來得弱。

手部由27塊小骨頭以及無數的關節所構成。手最主要的功能是負責抓握，以及操控內在和外在肌群。外在肌群起自前臂近端、止於手部，有長長的肌腱控制粗動作。而手指的精細動作則來自內在肌群。

在胸部的前方有胸小肌和前鋸肌，它們起自肋骨前端，止於肩胛骨。在推、投擲或擊拳的動作時，這些肌肉會聯合將肩胛骨向前、向外移動。

在旋轉肌群周圍有數群肌肉，這些肌肉共同作用讓肩關節有更大的活動度。它們做出的動作看似簡單，但每個動作都是數個協同肌和拮抗肌聯合作用的結果。

位於胸部前方的喙肱肌、前鋸肌和胸小肌，能夠協同運作將肩胛骨和肱骨內收、拉往內側，朝胸骨的方向移動。

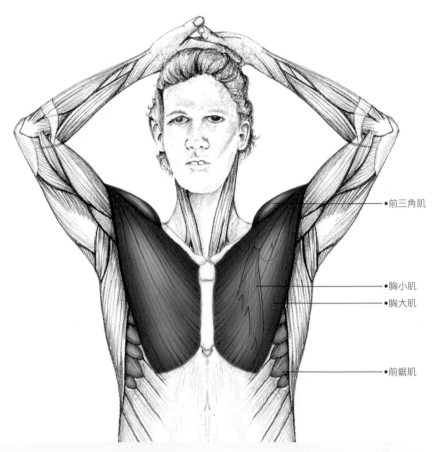

・前三角肌

・胸小肌
・胸大肌

・前鋸肌

步驟

身體站直，雙手十指交扣。彎曲手肘並把交扣的雙手舉到頭頂，同時把雙手和雙肘往後推。

伸展的肌群

- 主要肌群：胸大肌、胸小肌、前三角肌。
- 次要肌群：前鋸肌。

動作訣竅

試著變化手的高度。當雙手放在頭部後方時，伸展到前三角肌的比例比較高；當雙手舉到頭部上方時，則拉到胸肌多一些。

- 有助於修復哪些運動傷害：

  肩關節夾擠症候群、旋轉肌肌腱炎、肩部滑囊炎、冰凍肩（五十肩）、胸部肌肉拉傷、胸部肌肉終端發炎。

- 對哪些運動有幫助：

  籃球、籃網球、健行、隔宿健行、登山、定向越野運動、網球、羽毛球、壁球、划船、雙人（單人）獨木舟運動、游泳、板球、棒球、田徑投擲項目。

▶ 可以配合練習的其他拉筋操：編號B07

B02

有同伴幫忙的胸部拉筋操

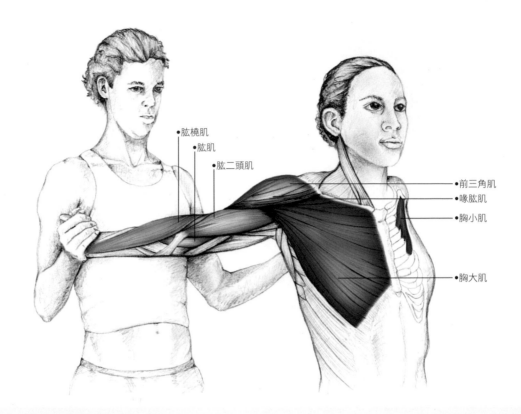

肱橈肌
肱肌
肱二頭肌

前三角肌
喙肱肌
胸小肌

胸大肌

▎步驟

雙臂張開與地面平行，請同伴抓住你的雙手，然後慢慢地把雙手往後拉。

▎伸展的肌群

- 主要肌群：胸大肌、胸小肌、前三角肌。
- 次要肌群：肱二頭肌、肱肌、肱橈肌、喙肱肌。

動作訣竅

1. 保持雙臂與地面平行。
2. 雙手手掌外翻。

- 有助於修復哪些運動傷害：

  脫臼、錯位、肩鎖關節分離、胸鎖關節分離、肩關節夾擠症候群、旋轉
  肌肌腱炎、肩部滑囊炎、冰凍肩（五十肩）、肱二頭肌肌腱斷裂、肱二頭
  肌肌腱炎、肱二頭肌拉傷、胸部肌肉拉傷、胸部肌肉終端發炎。

- 對哪些運動有幫助：

  籃球、籃網球、健行、隔宿健行、登山、定向越野運動、網球、羽毛
  球、壁球、划船、雙人（單人）獨木舟運動、游泳、板球、棒球、田
  徑投擲項目。

▎▶可以配合練習的其他拉筋操：編號B04

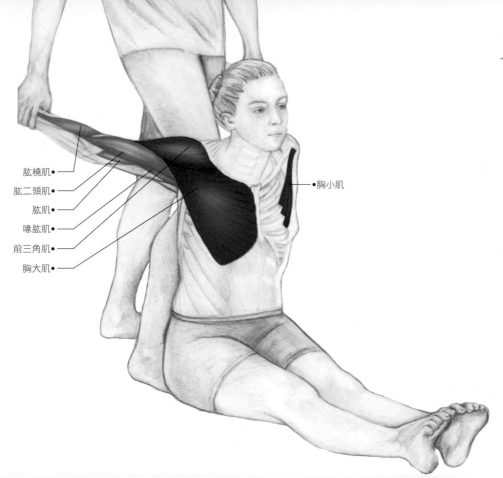

肱橈肌●

肱二頭肌●

肱肌●

喙肱肌●

前三角肌●

胸大肌●

●胸小肌

有同伴幫忙的胸部拉筋操

▌步驟

坐在地面上，讓你的夥伴站在身後。雙手往後伸，請你的夥伴更進一步地將你的雙手往後上方伸展。

▌伸展的肌群

- 主要肌群：胸大肌、胸小肌、前三角肌。
- 次要肌群：肱二頭肌、肱肌、肱橈肌、喙肱肌。

動作訣竅

掌心朝外，手臂高舉至略高於地面的水平線。

- 有助於修復哪些運動傷害：

  脫臼、錯位、肩鎖關節分離、胸鎖關節分離、肩關節夾擠症候群、旋轉肌腱炎、肩部滑囊炎、冰凍肩（五十肩）、胸部肌肉拉傷、胸部肌肉終端發炎。

- 對哪些運動有幫助：

  籃球、籃網球、健行、隔宿健行、登山、定向越野運動、網球、羽毛球、壁球、划船、雙人（單人）獨木舟運動、游泳、板球、棒球、田賽項目。

▶ 可以配合練習的其他拉筋操：編號B01、B05

手臂與地面平行的胸部拉筋操

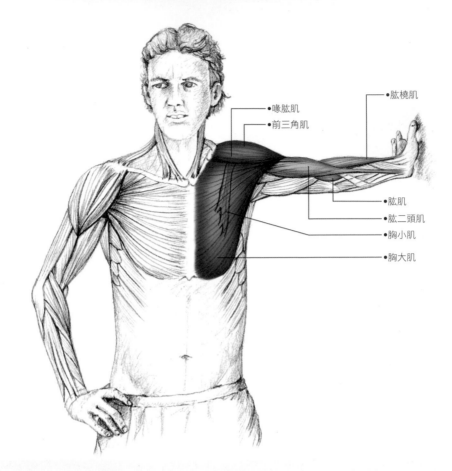

●喙肱肌

●前三角肌

●肱橈肌

●肱肌

●肱二頭肌

●胸小肌

●胸大肌

▍步驟

採站姿，一隻手臂伸向後方並與地面平行，然後搭在固定的物體上，再把肩膀和身體轉離伸出的手臂。

▍伸展的肌群

- 主要肌群：胸大肌、胸小肌、前三角肌。
- 次要肌群：肱二頭肌、肱肌、肱橈肌、喙肱肌。

動作訣竅

保持手臂與地面平行，手指朝向後方。

- **有助於修復哪些運動傷害：**

  脫臼、錯位、肩鎖關節分離、胸鎖關節分離、肩關節夾擠症候群、旋轉肌肌腱炎、肩部滑囊炎、冰凍肩（五十肩）、肱二頭肌肌腱斷裂、肱二頭肌肌腱炎、肱二頭肌拉傷、胸部肌肉拉傷、胸部肌肉終端發炎。

- **對哪些運動有幫助：**

  籃球、籃網球、健行、隔宿健行、登山、定向越野運動、網球、羽毛球、壁球、划船、雙人（單人）獨木舟運動、游泳、板球、棒球、田徑投擲項目。

▶可以配合練習的其他拉筋操：編號B02

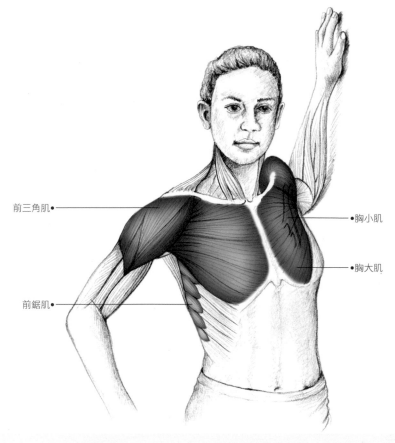

前三角肌●

●胸小肌

●胸大肌

前鋸肌●

步驟

採站姿，伸出一隻手臂，曲肘讓手臂與地面成直角。將前臂貼緊在固定的物體上，然後把肩膀和身體轉離伸出的手臂。

伸展的肌群

- 主要肌群：胸大肌、胸小肌、前三角肌。
- 次要肌群：前鋸肌。

動作訣竅

上手臂與地面保持平行。

- 有助於修復哪些運動傷害：

  脫臼、錯位、肩鎖關節分離、胸鎖關節分離、肩關節夾擠症候群、旋轉肌肌腱炎、肩部滑囊炎、冰凍肩（五十肩）、胸部肌肉拉傷、胸部肌肉終端發炎。

- 對哪些運動有幫助：

  籃球、籃網球、健行、隔宿健行、登山、定向越野運動、網球、羽毛球、壁球、划船、雙人（單人）獨木舟運動、游泳、板球、棒球、田徑投擲項目。

▶可以配合練習的其他拉筋操：編號B04

反向的胸部拉筋操

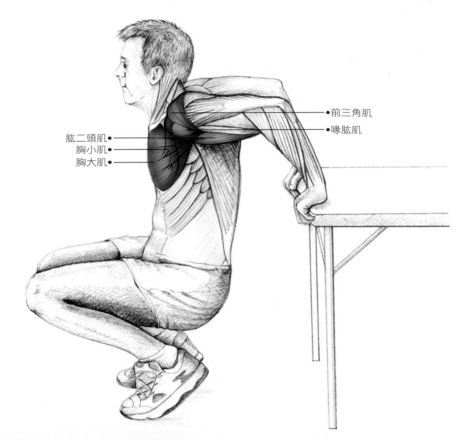

前三角肌
喙肱肌
肱二頭肌
胸小肌
胸大肌

步驟

背對桌子或長椅站直，雙手反向抓住桌子或椅子的邊緣，慢慢往下蹲。

伸展的肌群

- 主要肌群：前三角肌、胸大肌、胸小肌。
- 次要肌群：肱二頭肌、喙肱肌。

動作訣竅

用雙腿控制身體往下蹲的動作，不要猛然蹲得太快。

- 有助於修復哪些運動傷害：

  脫臼、錯位、肩鎖關節分離、胸鎖關節分離、肩關節夾擠症候群、旋轉肌肌腱炎、肩部滑囊炎、冰凍肩（五十肩）、肱二頭肌腱斷裂、肱二頭肌腱炎、肱二頭肌拉傷、胸部肌肉拉傷、胸部肌肉終端發炎。
- 對哪些運動有幫助：

  射箭、板球、棒球、壘球、拳擊、高爾夫球、網球、羽毛球、壁球、划船、雙人（單人）獨木舟運動、游泳、田徑投擲項目。

▶ 可以配合練習的其他拉筋操：編號A16

彎腰式胸部拉筋操

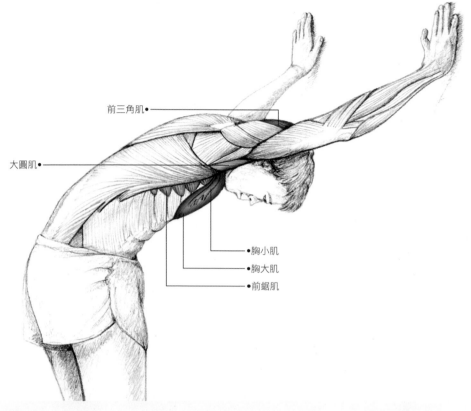

前三角肌

大圓肌

胸小肌
胸大肌
前鋸肌

▌**步驟**

面向牆壁，雙手置於牆面高過頭部之處。慢慢放低肩膀，就像要把下巴貼近地面
一樣。

▌**伸展的肌群**

* 主要肌群：胸大肌、胸小肌、前三角肌。
* 次要肌群：前鋸肌、大圓肌。

動作訣竅

1.雙臂不要彎曲。
2.十指朝上。

> • 有助於修復哪些運動傷害：
>
> 　脫臼、錯位、肩鎖關節分離、胸鎖關節分離、肩關節夾擠症候群、旋轉肌肌腱炎、
> 　肩部滑囊炎、冰凍肩（五十肩）、胸部肌肉拉傷、胸部肌肉終端發炎。
>
> •對哪些運動有幫助：
>
> 　籃球、籃網球、健行、隔宿健行、登山、定向越野運動、網球、羽毛球、壁球、
> 　划船、雙人（單人）獨木舟運動、游泳、板球、棒球、田徑投擲項目。

▶ 可以配合練習的其他拉筋操：編號B01

跪姿胸部拉筋操

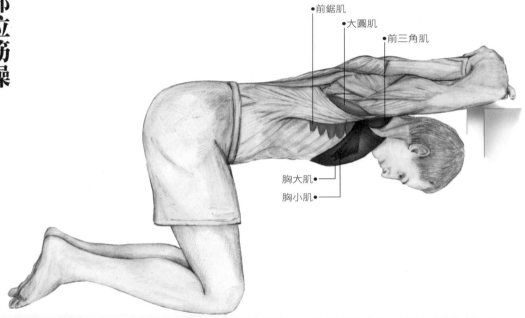

前鋸肌
大圓肌
前三角肌
胸大肌
胸小肌

步驟

跪在椅子或桌子前方,前臂交疊並高舉過頭。將雙臂靠在桌椅的邊緣,接著慢慢將上身壓低。

伸展的肌群

- 主要肌群:胸大肌、胸小肌、前三角肌。
- 次要肌群:前鋸肌、大圓肌。

動作訣竅

1. 保持手肘彎曲。
2. 可以改變雙臂間的距離,讓拉筋動作稍有變化。

- **有助於修復哪些運動傷害:**
  肩關節夾擠症候群、旋轉肌腱炎、肩部滑囊炎、冰凍肩(五十肩)、胸部肌肉拉傷、胸部肌肉終端發炎。
- **對哪些運動有幫助:**
  籃球、籃網球、健行、隔宿健行、登山、定向越野運動、網球、羽毛球、壁球、划船、雙人(單人)獨木舟運動、游泳、板球、棒球、田賽項目。

▶可以配合練習的其他拉筋操:編號B01、B07

向下伸的肱三頭肌拉筋操

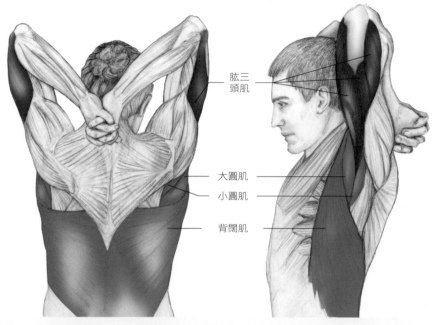

肱三
頭肌

大圓肌

小圓肌

背闊肌

步驟

雙手後扣於頭的後方，讓手肘指向天花板，接著雙手一同向下伸展。

伸展的肌群

- 主要肌群：肱三頭肌。
- 次要肌群：闊背肌、大圓肌、小圓肌。

動作訣竅

做這個伸展動作的時間不要持續太久，以免肩部血液循環不良。

- 有助於修復哪些運動傷害：

  肘關節扭傷、肘關節脫臼、手肘滑囊炎、肱三頭肌腱斷裂。

- 對哪些運動有幫助：

  籃球、籃網球、網球、羽毛球、壁球、划船、雙人（單人）獨木舟運動、游泳、板球、棒球、田賽項目、排球。

▶可以配合練習的其他拉筋操：編號A14、B08

肱三頭肌拉筋操

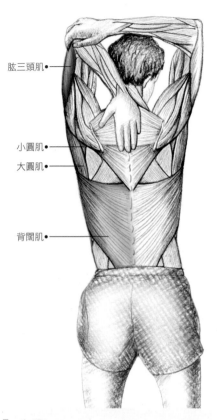

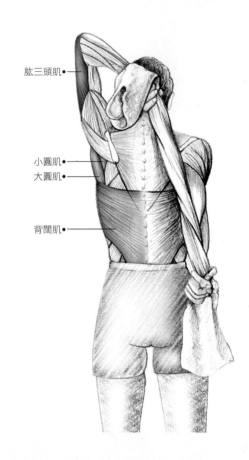

肱三頭肌•

小圓肌•
大圓肌•

背闊肌•

肱三頭肌•

小圓肌•
大圓肌•

背闊肌•

▌ 步驟

採站姿，一手置於後頸，手肘朝上。然後用另一手把手肘往下壓（可藉助繩子或毛巾）。

▌ 伸展的肌群

- 主要肌群：肱三頭肌。
- 次要肌群：背闊肌、大圓肌、小圓肌。

動作訣竅

做這個伸展動作的時間不要持續太久，以免肩部血液循環不良。

- 有助於修復哪些運動傷害：

  肘關節扭傷、肘關節脫臼、手肘滑囊炎、肱三頭肌腱斷裂。

- 對哪些運動有幫助：

  籃球、籃網球、網球、羽毛球、壁球、划船、雙人（單人）獨木舟運動、游泳、板球、棒球、田徑投擲項目、排球。

▶ 可以配合練習的其他拉筋操：編號D03

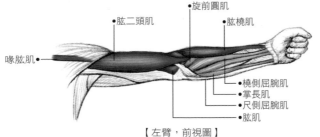

•肱二頭肌　•旋前圓肌　•肱橈肌

喙肱肌•

•橈側屈腕肌
•掌長肌
•尺側屈腕肌
•肱肌

【左臂，前視圖】

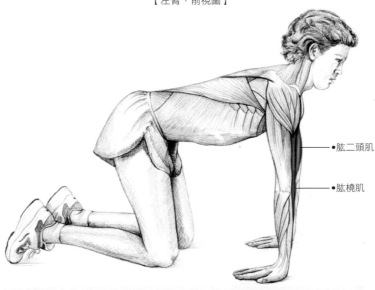

•肱二頭肌

•肱橈肌

▍**步驟**

採四肢著地的跪姿，前臂朝前，手指朝後。然後慢慢地把身體往後移動。

▍**伸展的肌群**

• 主要肌群：肱二頭肌、肱肌、肱橈肌、喙肱肌。
• 次要肌群：旋前圓肌、橈側屈腕肌、尺側屈腕肌、掌長肌。

動作訣竅

因每個人最緊繃肌肉的位置不同，有的人可能會覺得前臂最緊繃，有的人則會覺得是上臂。減少手掌至膝蓋的距離，可以使這個拉筋操比較容易進行。

• 有助於修復哪些運動傷害：

肱二頭肌腱斷裂、肱二頭肌腱炎、肱二頭肌拉傷、手肘拉傷、手肘脫臼、手肘滑囊炎、網球肘、高爾夫球肘、投手肘。

•對哪些運動有幫助：

籃球、籃網球、板球、棒球、壘球、冰上曲棍球、草地曲棍球、武術、網球、羽毛球、壁球、划船、雙人（單人）獨木舟運動、游泳、田徑投擲項目、排球、摔角。

▶ 可以配合練習的其他拉筋操：編號B12

手掌朝外的手腕拉筋操

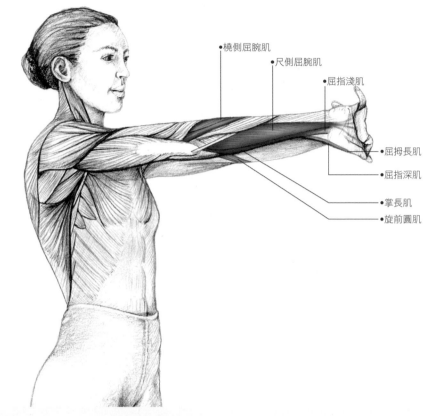

橈側屈腕肌
尺側屈腕肌
屈指淺肌
屈拇長肌
屈指深肌
掌長肌
旋前圓肌

步驟

十指於胸前交扣，伸直手臂，然後把手掌往外推。

伸展的肌群

- 主要肌群：旋前圓肌、橈側屈腕肌、尺側屈腕肌、掌長肌。
- 次要肌群：屈指淺肌、屈指深肌、屈拇長肌。

動作訣竅

前臂、手腕和手指由眾多的小肌肉、肌腱和韌帶組成。動作不要太猛太急，才不會過度伸展這些部位。

- **有助於修復哪些運動傷害：**

  網球肘、高爾夫球肘、投手肘、手腕扭傷、手腕脫臼、手腕肌腱炎、腕隧道症候群、肘隧道症候群。

- **對哪些運動有幫助：**

  籃球、籃網球、板球、棒球、壘球、冰上曲棍球、草地曲棍球、武術、網球、羽毛球、壁球、划船、雙人（單人）獨木舟運動、游泳、田徑投擲項目、排球、摔角。

▶ 可以配合練習的其他拉筋操：編號B13

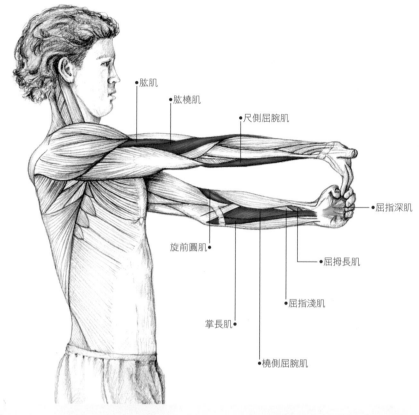

•肱肌

•肱橈肌

•尺側屈腕肌

•屈指深肌

旋前圓肌•

•屈拇長肌

•屈指淺肌

掌長肌•

•橈側屈腕肌

▎步驟

一手抓住另一手（圖示為右手）的手指，將手掌外翻。伸直（右手）手臂，然後（左手）把手指往後拉。

▎伸展的肌群

- 主要肌群：肱肌、肱橈肌、旋前圓肌、橈側屈腕肌、尺側屈腕肌、掌長肌。
- 次要肌群：屈指淺肌、屈指深肌、屈拇長肌。

動作訣竅

前臂、手腕和手指由眾多的小肌肉、肌腱和韌帶組成。動作不要太急太猛，才不會過度伸展這些部位。

- **有助於修復哪些運動傷害：**

  網球肘、高爾夫球肘、投手肘、手腕扭傷、手腕脫臼、手腕肌腱炎、腕隧道症候群、肘隧道症候群。

- **對哪些運動有幫助：**

  籃球、籃網球、板球、棒球、壘球、冰上曲棍球、草地曲棍球、武術、網球、羽毛球、壁球、划船、雙人（單人）獨木舟運動、游泳、田徑投擲項目、排球、摔角。

▶可以配合練習的其他拉筋操：編號B11

手指拉筋操

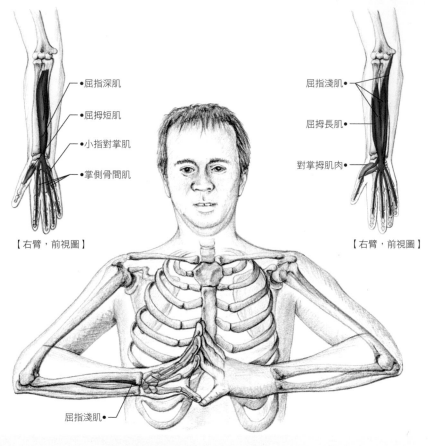

•屈指深肌

•屈拇短肌

•小指對掌肌

•掌側骨間肌

【右臂，前視圖】

屈指淺肌•

屈拇長肌•

對掌拇肌肉•

【右臂，前視圖】

屈指淺肌•

▍步驟

十指指尖相對，雙掌互推。

▍伸展的肌群

- 主要肌群：屈指淺肌、屈指深肌、屈拇長肌、屈拇短肌。
- 次要肌群：對掌拇肌、小指對指肌、掌側骨間肌。

動作訣竅

前臂、手腕和手指由眾多的小肌肉、肌腱和韌帶組成。動作不要太急太猛，才不會過度伸展這些部位。

- 有助於修復哪些運動傷害：
  網球肘、高爾夫球肘、投手肘、手腕扭傷、手腕脫臼、手腕肌腱炎、腕隧道症候群、肘隧道症候群。
- 對哪些運動有幫助：
  籃球、籃網球、板球、棒球、壘球、冰上曲棍球、草地曲棍球、武術、網球、羽毛球、壁球、划船、雙人（單人）獨木舟運動、游泳、田徑投擲項目、排球、摔角。

▶可以配合練習的其他拉筋操：編號B13

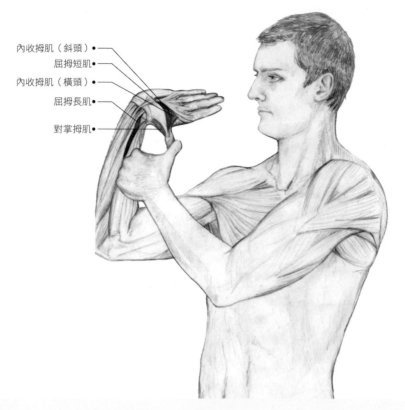

內收拇肌（斜頭）●
屈拇短肌●
內收拇肌（橫頭）●
屈拇長肌●
對掌拇肌●

▌步驟

手指面向上，指尖朝向自己，使用另一隻手（圖示為左手）將大拇指緩緩向下扳。

▌伸展的肌群

• 主要肌群：屈拇長肌、屈拇短肌。
• 次要肌群：內收拇肌、對掌拇肌。

動作訣竅

手掌和大拇指由眾多的小肌肉、肌腱和韌帶所組成。動作不要太急太猛，才不會過度伸展這些部位。

• 有助於修復哪些運動傷害：

網球肘、高爾夫球肘、投手肘、手腕扭傷、手腕脫臼、手腕肌腱炎、腕隧道症候群、肘隧道症候群。

• 對哪些運動有幫助：

籃球、籃網球、板球、棒球、壘球、冰上曲棍球、草地曲棍球、武術、網球、羽毛球、壁球、划船、雙人（單人）獨木舟運動、游泳、棒球、田賽項目、排球、摔角。

▶可以配合練習的其他拉筋操：B12、B14

手指朝下的手腕拉筋操

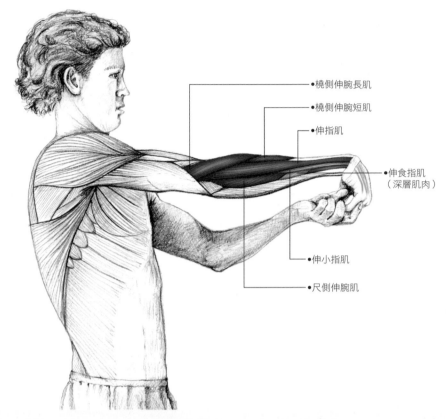

- 橈側伸腕長肌
- 橈側伸腕短肌
- 伸指肌
- 伸食指肌（深層肌肉）
- 伸小指肌
- 尺側伸腕肌

步驟

用一手抓住另一手（圖示為右手）的手指，同時伸直右手的手臂。再把手指往身體的方向拉。

伸展的肌群

- 主要肌群：尺側伸腕肌、橈側伸腕長肌、橈側伸腕短肌、伸指肌。
- 次要肌群：伸小指肌、伸食指肌。

動作訣竅

前臂、手腕和手指由眾多的小肌肉、肌腱和韌帶組成。動作不要太急太猛，才不會過度伸展這些部位。

- 有助於修復哪些運動傷害：
  網球肘、高爾夫球肘、投手肘、手腕扭傷、手腕脫臼、手腕肌腱炎、腕隧道症候群、肘隧道症候群。
- 對哪些運動有幫助：
  籃球、籃網球、板球、棒球、壘球、冰上曲棍球、草地曲棍球、武術、網球、羽毛球、壁球、划船、雙人（單人）獨木舟運動、游泳、田徑投擲項目、排球、摔角。

▶可以配合練習的其他拉筋操：編號B17

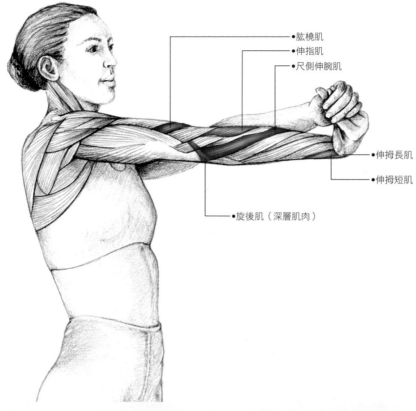

• 肱橈肌
• 伸指肌
• 尺側伸腕肌

• 伸拇長肌
• 伸拇短肌

• 旋後肌（深層肌肉）

步驟

一手（圖示為右手）的手臂伸直與地面平行，手腕自然下垂，接著向外側轉，然後用另一隻手（左手）幫助手腕更進一步往上轉。

伸展的肌群

- 主要肌群：肱橈肌、尺側伸腕肌、旋後肌。
- 次要肌群：伸指肌、伸拇長肌、伸拇短肌。

動作訣竅

前臂、手腕和手指由眾多的小肌肉、肌腱和韌帶組成。動作不要太急太猛，才不會過度伸展這些部位。

- **有助於修復哪些運動傷害：**
  網球肘、高爾夫球肘、投手肘、手腕扭傷、手腕脫臼、手腕肌腱炎、腕隧道症候群、肘隧道症候群。
- **對哪些運動有幫助：**
  籃球、籃網球、板球、棒球、壘球、冰上曲棍球、草地曲棍球、武術、網球、羽毛球、壁球、划船、雙人（單人）獨木舟運動、游泳、田徑投擲項目、排球、摔角。

▶ 可以配合練習的其他拉筋操：編號B16

Spinalis capitis

Semispinalis capitis

Longissimus capitis

Semispinalis
cervicis

Longissimus capitis

Levator scapula

Semispinalis

Semispi

Longissimus
cervicis

Spinalis
thoracis

Long
cervi

R
m

Splenius capitis

Posterior view

Splenius cervicis

Sp
tho

| 第五章 |
腹部拉筋操

前腹壁的肌肉位在肋骨和骨盆之間，包覆內在的臟器，提供軀幹的支撐，進行腰椎的動作（主要是屈曲、旋轉腰椎），並且支持下背。前腹壁的肌肉共有三層，與相對應的三層胸壁肌肉走向相同。

深層腹肌包含腹橫肌，其肌肉纖維約略呈平行走向。腹橫肌橫越軀幹，並與胸腰筋膜相接。胸腰筋膜是一種厚結締組織，當與其相連的肌肉處在張力之下時，胸腰筋膜可協助穩定軀幹和骨盆。

中層的腹肌有腹內斜肌，其肌肉纖維和最外層的腹外斜肌交錯，形成像是蘇格蘭國旗般的交叉型十字。

在這三層肌肉之外的是腹直肌，在腹部中線的兩側呈垂直走向。腹直肌在身體軀幹屈曲時，例如捲腹或是仰臥起坐，會將肋骨帶往恥骨方向。而就如同其他的腹肌，腹直肌也可以防止腰椎過度伸展。

腰方肌的肌肉纖維起自髂骨和髂腰韌帶，往上行，止於第十二肋骨和第一至第四腰椎。腰方肌負責脊椎和骨盆的動作以及穩定。當雙側的腰方肌收縮時，會使腰椎伸展；當其中一側腰方肌收縮時，則會使身體朝同側曲彎。

腰肌往下行和髂肌匯集，兩者合稱為「髂腰肌」。這些肌肉一起做為腹部臟器的襯墊，並成為髖關節最主要的屈肌，以及下背部的主要穩定肌。

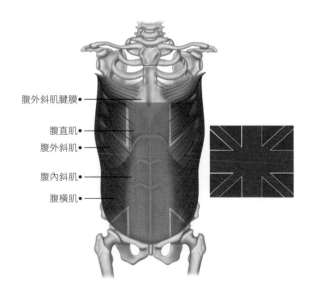

腹外斜肌腱膜

腹直肌

腹外斜肌

腹內斜肌

腹橫肌

雙肘撐地的腹部拉筋操

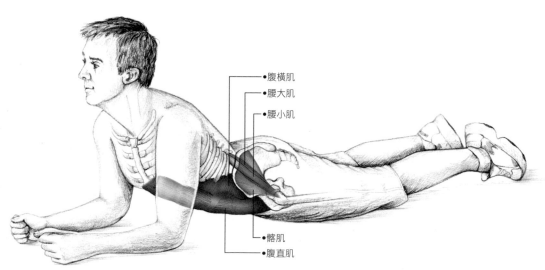

- 腹橫肌
- 腰大肌
- 腰小肌
- 髂肌
- 腹直肌

步驟

臉朝下趴臥，把雙手拉近肩膀。髖部平貼地面，用手肘撐起上半身，眼睛看前方。

伸展的肌群

- 主要肌群：腹橫肌、腹直肌。
- 次要肌群：髂腰肌。

動作訣竅

上班族和司機等長時間坐著的人，胸腹部的肌肉可能會非常緊繃及僵硬。第一次做這個拉筋操時要小心，每做一次都要充分休息。

- 有助於修復哪些運動傷害：
  腹部肌肉拉傷。
- 對哪些運動有幫助：
  籃球、籃網球、板球、棒球、壘球、拳擊、高爾夫球、健行、隔宿健行、登山、定向越野運動、冰上曲棍球、草地曲棍球、溜冰、溜滑輪、溜直排輪、武術、划船、雙人（單人）獨木舟運動、賽跑、徑賽項目、越野賽跑、美式足球、足球、橄欖球、滑雪、滑水、衝浪、健走、競走、摔角。

▶可以配合練習的其他拉筋操：編號C03

C02

抬起上身的腹部拉筋操

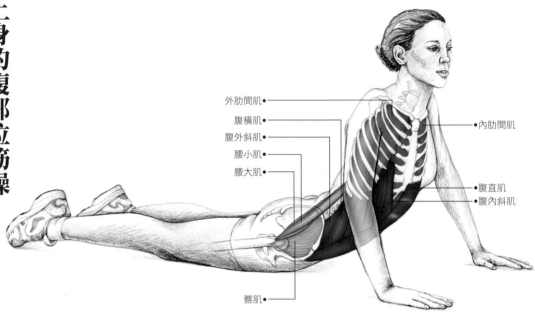

外肋間肌
腹橫肌
腹外斜肌
腰小肌
腰大肌
內肋間肌
腹直肌
腹內斜肌
髂肌

▍步驟

臉朝下趴臥，雙手拉近肩膀。髖部平貼在地面，伸直雙臂撐起上半身，眼睛看著前方。

▍伸展的肌群

- 主要肌群：外肋間肌、內肋間肌、腹外斜肌、腹內斜肌、腹橫肌、腹直肌。
- 次要肌群：腰大肌、腰小肌、髂肌。

動作訣竅

上班族和司機等長時間坐著的人，胸腹部的肌肉可能會非常緊繃及僵硬。第一次做這個拉筋操時要小心，每做一次都要充分休息。

- 有助於修復哪些運動傷害：
  腹部肌肉拉傷、髖屈肌拉傷、髂腰肌肌腱炎。
- 對哪些運動有幫助：
  籃球、籃網球、板球、棒球、壘球、拳擊、高爾夫球、健行、隔宿健行、登山、定向越野運動、冰上曲棍球、草地曲棍球、溜冰、溜滑輪、溜直排輪、武術、划船、雙人（單人）獨木舟運動、賽跑、田徑運動、越野賽跑、美式足球、足球、橄欖球、滑雪、滑水、衝浪、健走、競走、摔角。

▶可以配合練習的其他拉筋操：編號C03

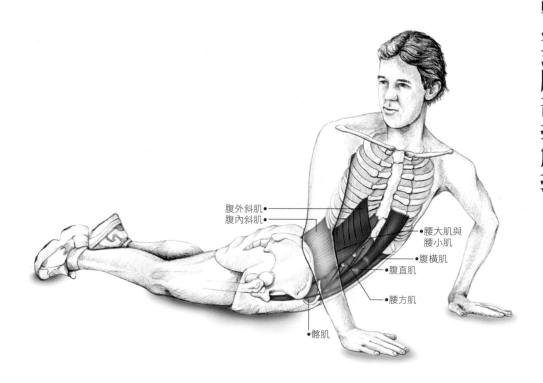

腹外斜肌
腹內斜肌
腰大肌與
腰小肌
腹橫肌
腹直肌
腰方肌
髂肌

▌步驟

臉朝下趴臥,雙手拉近肩膀。髖部平貼在地面,伸直雙臂撐起上半身,眼睛看著前方。然後彎曲一手的手臂,將同側的肩膀轉向地面。

▌伸展的肌群

- 主要肌群:腹外斜肌、腹內斜肌、腹橫肌、腹直肌。
- 次要肌群:腰方肌、腰大肌、腰小肌、髂肌。

動作訣竅

上班族和司機等長時間坐著的人,胸腹部的肌肉可能會非常緊繃及僵硬。第一次做這個拉筋操時要小心,每做一次都要充分休息。

- 有助於修復哪些運動傷害:
  腹部肌肉拉傷、髖屈肌拉傷、髂腰肌肌腱炎。
- 對哪些運動有幫助:
  籃球、籃網球、板球、棒球、壘球、拳擊、高爾夫球、健行、隔宿健行、登山、定向越野運動、冰上曲棍球、草地曲棍球、溜冰、溜滑輪、溜直排輪、武術、划船、雙人(單人)獨木舟運動、賽跑、田徑運動、越野賽跑、美式足球、足球、橄欖球、滑雪、滑水、衝浪、健走、競走、摔角。

▶可以配合練習的其他拉筋操:編號C06

C04

站姿後傾式腹部拉筋操

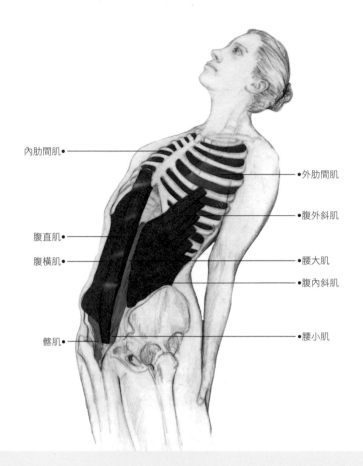

內肋間肌•
•外肋間肌
•腹外斜肌
腹直肌•
腹橫肌•
•腰大肌
•腹內斜肌
•腰小肌
髂肌•

▌步驟

站直，雙腳與肩同寬，雙手放在屁股後面支撐。眼睛往上看，慢慢伸展腰部讓身體後傾。

▌伸展的肌群

- 主要肌群：外肋間肌、內肋間肌、腹外斜肌、腹內斜肌、腹橫肌、腹直肌。
- 次要肌群：腰大肌、腰小肌、髂肌。

動作訣竅

上班族和司機等長時間坐著的人，胸腹部的肌肉可能會非常緊繃及僵硬。第一次做這個拉筋操時要小心，每做一次都要充分休息。

- **有助於修復哪些運動傷害：**
  腹部肌肉拉傷、髖屈肌拉傷、髂腰肌肌腱炎。
- **對哪些運動有幫助：**
  籃球、籃網球、板球、棒球、壘球、拳擊、高爾夫球、健行、隔宿健行、登山、定向越野運動、冰上曲棍球、草地曲棍球、溜冰、溜滑輪、溜直排輪、武術、划船、雙人（單人）獨木舟運動、賽跑、田徑運動、越野賽跑、美式足球、足球、橄欖球、滑雪、滑水、衝浪、健走、競走、摔角。

▶可以配合練習的其他拉筋操：編號C02

站姿後傾式側腹拉筋操

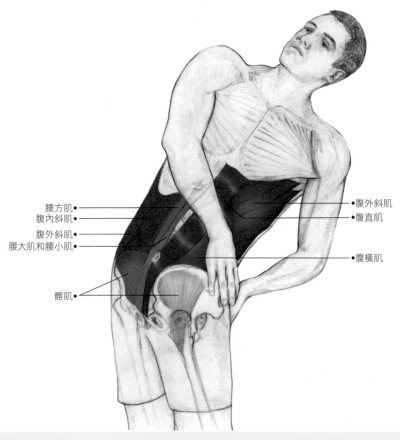

腰方肌●
腹內斜肌●
腹外斜肌●
腰大肌和腰小肌●

髂肌●

●腹外斜肌
●腹直肌

●腹橫肌

▌步驟

站直，雙腳與肩同寬，雙手放在後面屁股支撐。眼睛往上看，慢慢伸展腰部讓身體後傾。 接著將其中一手伸到對側髖部以扭轉腰部。

▌伸展的肌群

- 主要肌群：腹外斜肌、腹內斜肌、腹橫肌、腹直肌。
- 次要肌群：腰方肌、腰大肌、腰小肌、髂肌。

動作訣竅

上班族和司機等長時間坐著的人，胸腹部的肌肉可能會非常緊繃及僵硬。第一次做這個拉筋操時要小心，每做一次都要充分休息。

> - **有助於修復哪些運動傷害：**
>   腹部肌肉拉傷、髖屈肌拉傷、髂腰肌肌腱炎。
> - **對哪些運動有幫助：**
>   籃球、籃網球、板球、棒球、壘球、拳擊、高爾夫球、健行、隔宿健行、登山、定向越野運動、冰上曲棍球、草地曲棍球、溜冰、溜滑輪、溜直排輪、武術、划船、雙人（單人）獨木舟運動、賽跑、田徑運動、越野賽跑、美式足球、足球、橄欖球、滑雪、滑水、衝浪、健走、競走、摔角。

▶可以配合練習的其他拉筋操：編號C03

仰背式腹部拉筋操

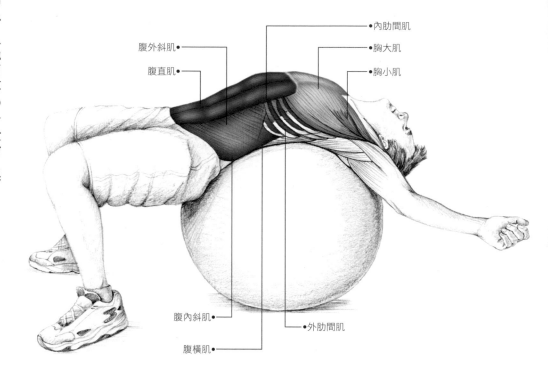

內肋間肌

腹外斜肌

胸大肌

腹直肌

胸小肌

腹內斜肌

腹橫肌

外肋間肌

步驟

坐在抗力球（Swiss ball）上，慢慢把球往前滑，同時把背往後仰，讓肩部和背部貼在球上，並且張開雙臂，自然垂放於兩側。

伸展的肌群

- 主要肌群：外肋間肌、內肋間肌、腹外斜肌、腹內斜肌、腹橫肌、腹直肌。
- 次要肌群：胸大肌、胸小肌。

動作訣竅

上班族和司機等長時間坐著的人，胸腹部的肌肉可能會非常緊繃及僵硬。第一次做這個拉筋操時要小心，每做一次都要充分休息。

- 有助於修復哪些運動傷害：
  腹部肌肉拉傷、胸部肌肉拉傷、胸部肌肉終端發炎。
- 對哪些運動有幫助：
  籃球、籃網球、板球、棒球、壘球、拳擊、高爾夫球、健行、隔宿健行、登山、定向越野運動、冰上曲棍球、草地曲棍球、溜冰、溜滑輪、溜直排輪、武術、划船、雙人（單人）獨木舟運動、賽跑、田徑運動、越野賽跑、美式足球、足球、橄欖球、滑雪、滑水、衝浪、健走、競走、摔角。

▶可以配合練習的其他拉筋操：編號C02

Spinalis capitis

Semispinalis capitis

Longissimus capitis

Semispinalis
cervicis

Longissimus capitis

vator scapula

Semispinali

Semispin

Long
cervi

Longissimus
cervicis

Spinalis
thoracis

R
m

Splenius capitis

Posterior view

Splenius cervicis

Sp
th

| 第六章 |

背部、脅部拉筋操

在脊椎周圍和背部的廣大肌肉，主要負責穩定脊椎，以及讓上身保持直立的姿勢。這些肌肉讓上身得以屈曲、側彎、伸展、超伸展和旋轉。

背闊肌是背部最寬大的肌肉，可將肩膀往下往後拉，是主要的攀爬肌肉之一。在手臂位置固定時，背闊肌將軀幹往上拉，所以在體育項目，例如攀爬、體操（尤其是吊環和雙槓）、游泳及划船時的參與比重很高。菱形肌位在兩側肩胛骨和脊柱之間，因形狀呈菱形而得名。顧名思義，大菱形肌的大小比小菱形肌大。腰方肌，起自骨盆的髂骨嵴和髂腰韌帶，上行至肋骨下緣，以及第一至第四腰椎的橫突。其進行收縮運動時會使軀幹側彎，並且可以抵抗身體被推往側邊的力量。

外肋間肌的下端纖維部分，會與腹外斜肌相連，交錯形成一整片連續的肌肉。外肋間肌位在肋骨之間，與其底下的內肋間肌呈交錯的走向。雙側肋骨各有11個外肋間肌和內肋間肌。

豎脊肌群包括三組相互平行的肌肉。由外側到內側分別是：髂肋肌、最長肌、棘肌。最長肌在豎脊肌群的中間部位置，可再進一步區分為胸、頸、頭部。最內側為棘肌，亦可被分為胸、頸、頭部。

橫突棘肌群是位在豎脊肌底下的三群小肌肉。然而，和豎脊肌群不同的是，這三群肌肉並非在同一平面，而是具有深淺的排列關係。它們由淺至深分別為：半棘肌、多裂肌、旋轉肌。其肌肉纖維大致上由脊椎的橫突向上、向內，止於更高點的脊突。多裂肌的位置在脊柱和橫突之間的溝槽，在半棘肌和豎脊肌之下。橫突棘肌群中最底層的肌肉則是旋轉肌。

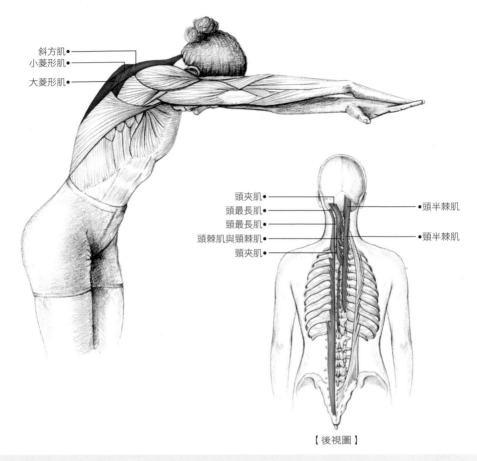

斜方肌
小菱形肌
大菱形肌

頭夾肌
頭最長肌
頸最長肌
頭棘肌與頸棘肌
頸夾肌

頭半棘肌
頸半棘肌

向前伸展的上背拉筋操

【後視圖】

▌步驟

採站姿，雙臂往前伸出並交叉。盡量把手往前延伸，同時把頭低下。

▌伸展的肌群

- 主要肌群：斜方肌、菱形肌。
- 次要肌群：頭半棘肌、頸半棘肌、頭棘肌、頸棘肌、頭最長肌、頸最長肌、頭夾肌、頸夾肌。

動作訣竅

把注意力放在往前延伸的雙手上，不要聳肩。

- 有助於修復哪些運動傷害：
  頸部肌肉拉傷、頸部揮鞭樣損傷（頸椎屈曲／伸展損傷）、頸椎神經牽拉症、急性斜頸、上背部肌肉拉傷、上背部韌帶扭傷。
- 對哪些運動有幫助：
  射箭、拳擊、自行車、高爾夫球、網球、羽毛球、壁球、划船、雙人（單人）獨木舟運動、滑雪、滑水、游泳。

▶可以配合練習的其他拉筋操：編號D05

D02

蹲姿上背拉筋操

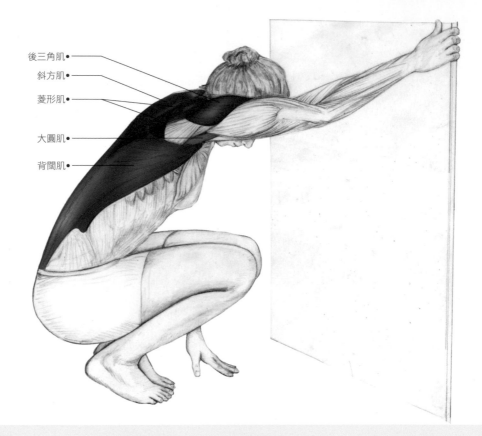

後三角肌
斜方肌
菱形肌
大圓肌
背闊肌

▍步驟

面對門緣或柱子，採蹲踞姿勢，一手握住其邊緣，接著身體向後傾、遠離門的方向。

▍伸展的肌群

- 主要肌群：斜方肌、菱形肌、背闊肌、後三角肌。
- 次要肌群：大圓肌。

動作訣竅

往後靠，讓身體的重量幫助伸展。放鬆上背，使其自然拱起，讓兩側肩胛骨彼此遠離。

- 有助於修復哪些運動傷害：
  頸部肌肉拉傷、頸部揮鞭樣損傷（頸椎屈曲／伸展損傷）、頸椎神經牽拉症、急性斜頸、上背部肌肉拉傷、上背部韌帶扭傷、肩關節夾擠症候群、旋轉肌肌腱炎、肩部滑囊炎、冰凍肩（五十肩）。
- 對哪些運動有幫助：
  射箭、拳擊、自行車、高爾夫球、網球、羽毛球、壁球、划船、雙人（單人）獨木舟運動、滑雪、滑水、游泳。

▶可以配合練習的其他拉筋操：編號D01、A08

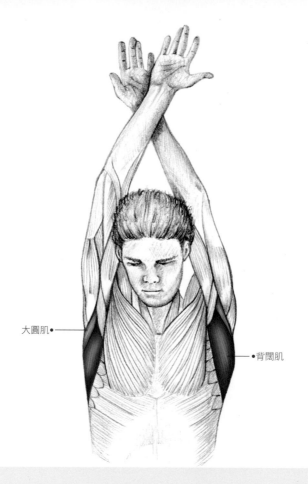

大圓肌

背闊肌

步驟

採站姿，雙臂往頭上方伸直並交叉，盡量往上延展。

伸展的肌群

- 主要肌群：背闊肌。
- 次要肌群：大圓肌。

動作訣竅

頭往前傾，手臂挺直往上延展時，才不會碰到頭。

- 有助於修復哪些運動傷害：

  頸部肌肉拉傷、頸部揮鞭樣損傷（頸椎屈曲／伸展損傷）、頸椎神經牽拉症、急性斜頸、上背部肌肉拉傷、上背部韌帶扭傷。

- 對哪些運動有幫助：

  籃球、籃網球、游泳、排球。

▶可以配合練習的其他拉筋操：編號D04

仰躺式全身拉筋操

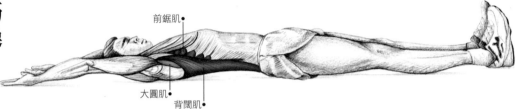

前鋸肌

大圓肌

背闊肌

▌步驟

仰躺,雙臂往頭部上方伸直。腳趾朝天,然後盡可能拉長身體。

▌伸展的肌群

- 主要肌群:前鋸肌、背闊肌。
- 次要肌群:大圓肌。

動作訣竅

1.把注意力放在延展的雙腳上。
2.腳跟要往前推,而不是用腳趾推。

- 有助於修復哪些運動傷害:
  背部肌肉拉傷、背部韌帶扭傷。
- 對哪些運動有幫助:
  籃球、籃網球、游泳、排球。

▶可以配合練習的其他拉筋操:編號D03

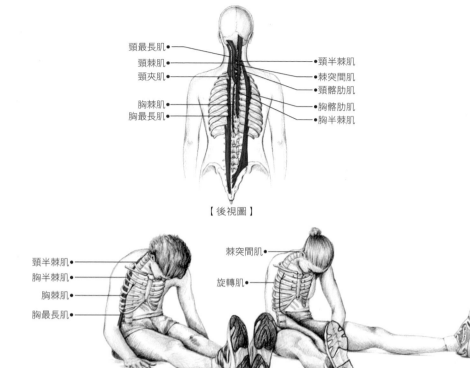

頸最長肌•
頸棘肌•
頸夾肌•

胸棘肌•
胸最長肌•

•頸半棘肌
•棘突間肌
•頸髂肋肌
•胸髂肋肌
•胸半棘肌

【後視圖】

頸半棘肌•
胸半棘肌•
胸棘肌•
胸最長肌•

棘突間肌•
旋轉肌•

▌步驟

採坐姿，雙腿併攏或打開四十五度。腳趾朝天，雙臂垂放在身體兩側或放在大腿上。放鬆背部和頸部，讓頭部和胸部往前垂下。

▌伸展的肌群

- 主要肌群：頸半棘肌、胸半棘肌、頸棘肌、胸棘肌、頸最長肌、胸最長肌、頸夾肌、頸髂肋肌、胸髂肋肌。
- 次要肌群：棘突間肌、旋轉肌。

動作訣竅

因為每個人身體的緊繃部位不同，做這個拉筋操時拉伸感最明顯的部位也會隨著不同。有些人會覺得頸部和上背部的伸展強度最強，有些人則會覺得是在下背部和後腿肌肉。想知道自己身體哪個部位的柔軟度有待加強，這個拉筋操是很好的一個指標。

- 有助於修復哪些運動傷害：
  頸部肌肉拉傷、頸部揮鞭樣損傷（頸椎屈曲／伸展損傷）、頸椎神經牽拉症、急性斜頸、背部肌肉拉傷、背部韌帶扭傷。
- 對哪些運動有幫助：
  板球、棒球、壘球、美式足球、橄欖球、自行車、健行、隔宿健行、登山、定向越野運動、冰上曲棍球、草地曲棍球、網球、羽毛球、壁球、划船、雙人（單人）獨木舟運動、游泳。

▶可以配合練習的其他拉筋操：編號D01

坐姿側向拉筋操

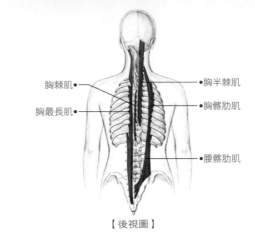

胸棘肌 ●   ● 胸半棘肌
胸最長肌 ●   ● 胸髂肋肌
● 腰髂肋肌

【後視圖】

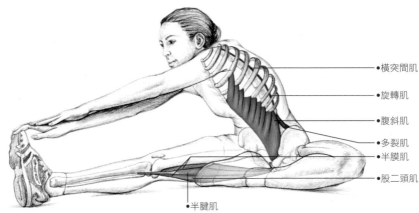

● 橫突間肌
● 旋轉肌
● 腹斜肌
● 多裂肌
● 半膜肌
● 股二頭肌
● 半腱肌

步驟

採坐姿，一腳（圖示為右腳）往側邊伸直，腳趾朝天。另一腳（左腳）頂住右腳的膝蓋處，頭部前傾。然後雙手朝向右腳的腳趾外側盡量伸展。

伸展的肌群

- 主要肌群：胸半棘肌、胸棘肌、胸最長肌、胸髂肋肌、腰髂肋肌、橫突間肌、旋轉肌、多裂肌。
- 次要肌群：腹斜肌、半膜肌、半腱肌、股二頭肌。

動作訣竅

要是手碰不到腳趾，也沒有關係。只要把雙手往腳趾外側的方向盡量伸展即可。

- **有助於修復哪些運動傷害：**
  頸部肌肉拉傷、頸部揮鞭樣損傷（頸椎屈曲／伸展損傷）、頸椎神經牽拉症、急性斜頸、背部肌肉拉傷、背部韌帶扭傷。
- **對哪些運動有幫助：**
  板球、棒球、壘球、拳擊、美式足球、橄欖球、自行車、高爾夫球、健行、隔宿健行、登山、定向越野運動、冰上曲棍球、草地曲棍球、網球、羽毛球、壁球、划船、雙人（單人）獨木舟運動、游泳、賽跑、健走、競走。

 ▶可以配合練習的其他拉筋操：編號D21

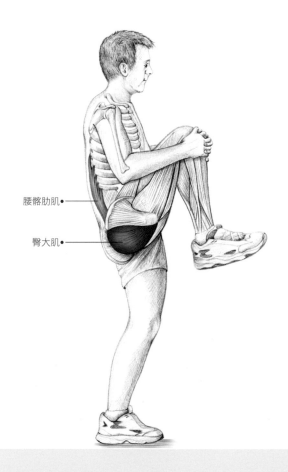

腰髂肋肌●

臀大肌●

▌ **步驟**

採站姿，雙手抱單膝至胸部。

▌ **伸展的肌群**

- 主要肌群：臀大肌。
- 次要肌群：腰髂肋肌。

動作訣竅

1. 做這個拉筋操時，身體要保持良好的平衡。
2. 若是做不到，可以把背靠在某個穩固的東西上，防止摔倒。

- **有助於修復哪些運動傷害：**

下背部肌肉拉傷、下背部韌帶扭傷、腿後肌拉傷。

- **對哪些運動有幫助：**

籃球、籃網球、自行車、健行、隔宿健行、登山、定向越野運動、冰上曲棍球、草地曲棍球、溜冰、溜滑輪、溜直排輪、武術、賽跑、田徑、越野賽跑、美式足球、足球、橄欖球、滑雪、滑水、衝浪、健走、競走。

▶ 可以配合練習的其他拉筋操：編號D08

抬單膝至胸部的仰躺式拉筋操

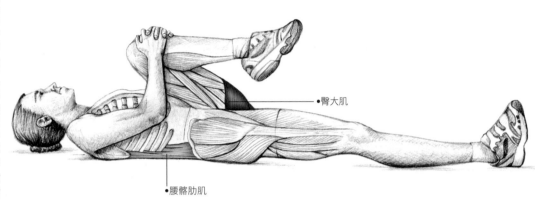

臀大肌

腰髂肋肌

▌步驟

仰躺，一腳平放在地板上，再將另一腳的膝蓋抱至胸前。

▌伸展的肌群

- 主要肌群：臀大肌。
- 次要肌群：腰髂肋肌。

動作訣竅

1. 背部、頭部和頸部要放鬆平貼地面。
2. 頭不要抬離地面。

- 有助於修復哪些運動傷害：

  下背部肌肉拉傷、下背部韌帶扭傷、腿後肌拉傷。

- 對哪些運動有幫助：

  籃球、籃網球、自行車、健行、隔宿健行、登山、定向越野運動、冰上曲棍球、草地曲棍球、溜冰、溜滑輪、溜直排輪、武術、賽跑、田徑、越野賽跑、美式足球、足球、橄欖球、滑雪、滑水、衝浪、健走、競走。

▶可以配合練習的其他拉筋操：編號D08

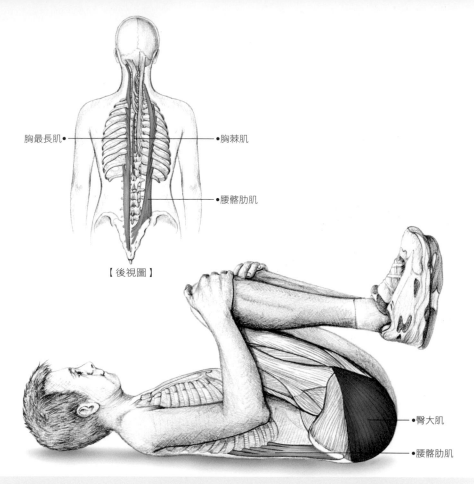

胸最長肌

胸棘肌

腰髂肋肌

【後視圖】

臀大肌

腰髂肋肌

▌步驟

仰躺，雙手把雙膝抱至胸前。

▌伸展的肌群

- 主要肌群：臀大肌
- 次要肌群：腰髂肋肌、胸棘肌、胸最長肌。

動作訣竅

1.背部、頭部和頸部要放鬆地平貼地面。
2.頭不要抬離地面。

- **有助於修復哪些運動傷害：**
  下背部肌肉拉傷、下背部韌帶扭傷、腿後肌拉傷。
- **對哪些運動有幫助：**
  籃球、籃網球、自行車、健行、隔宿健行、登山、定向越野運動、冰上曲棍球、草地曲棍球、溜冰、溜滑輪、溜直排輪、武術、賽跑、田徑、越野賽跑、美式足球、足球、橄欖球、滑雪、滑水、衝浪、健走、競走。

▶可以配合練習的其他拉筋操：編號D07

D10

跪姿前趴拉筋操

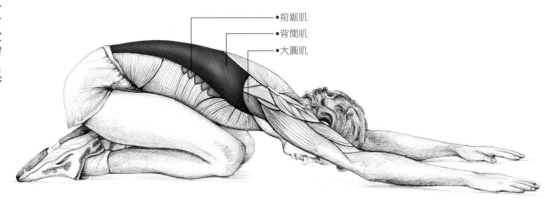

- 前鋸肌
- 背闊肌
- 大圓肌

▌步驟
雙膝跪地往前趴著，雙手往前伸出。頭部往前傾，同時把臀部往腳的方向下壓。

▌伸展的肌群
- 主要肌群：背闊肌。
- 次要肌群：大圓肌、前鋸肌。

動作訣竅
1. 做這個拉筋操時，用手指來帶動手臂往前伸展。
2. 臀部不要抬起。

- 有助於修復哪些運動傷害：
  下背部肌肉拉傷、下背部韌帶扭傷。
- 對哪些運動有幫助：
  籃球、籃網球、游泳、排球。

▶ 可以配合練習的其他拉筋操：編號D04

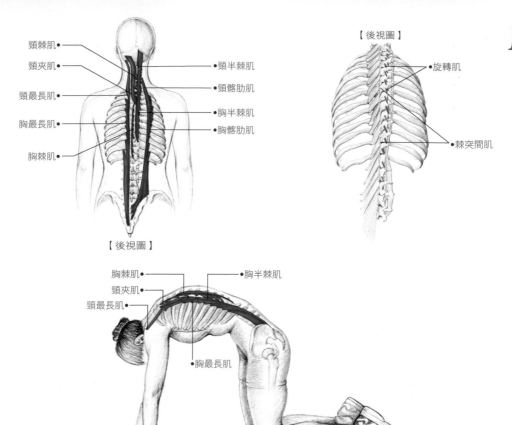

頸棘肌
頸夾肌
頸最長肌
胸最長肌
胸棘肌

頸半棘肌
頸髂肋肌
胸半棘肌
胸髂肋肌

【後視圖】

【後視圖】

旋轉肌

棘突間肌

胸棘肌
頸夾肌
頸最長肌

胸半棘肌

胸最長肌

▌步驟

採四肢著地的跪姿。低垂著頭並將背部拱起。

▌伸展的肌群

- 主要肌群：頸半棘肌、胸半棘肌、頸棘肌、胸棘肌、頸最長肌、胸最長肌、頸夾肌、頸髂肋肌、胸髂肋肌。
- 次要肌群：棘突間肌、旋轉肌。

動作訣竅

做這個拉筋操時，動作要緩慢謹慎，並讓重心平均落在雙膝和雙手上。

- 有助於修復哪些運動傷害：
  頸部肌肉拉傷、頸部揮鞭樣損傷（頸椎屈曲／伸展損傷）、頸椎神經牽拉症、急性斜頸、背部肌肉拉傷、背部韌帶扭傷。
- 對哪些運動有幫助：
  板球、棒球、壘球、自行車、高爾夫球、健行、隔宿健行、登山、定向越野運動、冰上曲棍球、草地曲棍球、網球、羽毛球、壁球、划船、雙人（單人）獨木舟運動、游泳、賽跑、徑賽項目、越野賽跑、美式足球、足球、橄欖球、健走、競走。

▶可以配合練習的其他拉筋操：編號D05、D09

D12

壓背式跪姿拉筋操

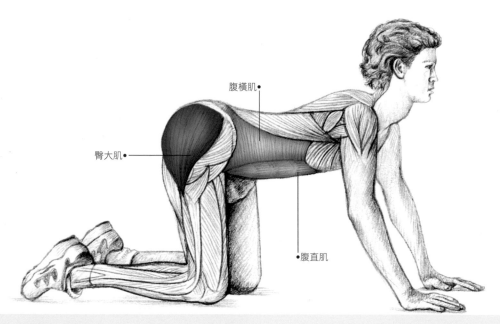

腹橫肌•

臀大肌•

•腹直肌

■ 步驟

採四肢著地的跪姿。抬起頭部，並將背部往下壓。

■ 伸展的肌群

- 主要肌群：臀大肌。
- 次要肌群：腹橫肌、腹直肌。

動作訣竅

做這個拉筋操時，動作要緩慢謹慎，並讓重心平均落在雙膝和雙手上。

- 有助於修復哪些運動傷害：

頸部肌肉拉傷、頸部揮鞭樣損傷（頸椎屈曲／伸展損傷）、頸椎神經牽拉症、急性斜頸、背部肌肉拉傷、背部韌帶扭傷。

- 對哪些運動有幫助：

板球、棒球、壘球、自行車、高爾夫球、健行、隔宿健行、登山、定向越野運動、冰上曲棍球、草地曲棍球、網球、羽毛球、壁球、划船、雙人（單人）獨木舟運動、游泳、賽跑、徑賽項目、越野賽跑、美式足球、足球、橄欖球、健走、競走。

▶可以配合練習的其他拉筋操：編號C02、C03

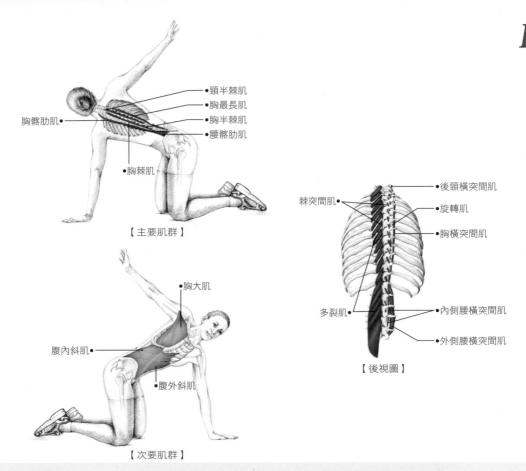

【主要肌群】

頸半棘肌
胸最長肌
胸半棘肌
腰髂肋肌
胸髂肋肌
胸棘肌

後頸橫突間肌
棘突間肌
旋轉肌
胸橫突間肌
多裂肌
內側腰橫突間肌
外側腰橫突間肌

【後視圖】

胸大肌
腹內斜肌
腹外斜肌

【次要肌群】

轉背式跪姿拉筋操

步驟

採四肢著地跪姿，抬起一隻手臂。然後旋轉肩部和中背部，同時眼睛往上看。

伸展的肌群

- 主要肌群：胸半棘肌、胸棘肌、胸最長肌、胸髂肋肌、腰髂肋肌、多裂肌、旋轉肌、橫突間肌、棘突間肌。
- 次要肌群：腹外斜肌、腹內斜肌、胸大肌。

動作訣竅

手臂要往上伸直，眼睛要追隨抬起的手。這樣做，有助於伸展頸部肌肉。

- **有助於修復哪些運動傷害：**

  背部肌肉拉傷、背部韌帶扭傷、腹斜肌拉傷。

- **對哪些運動有幫助：**

  射箭、籃球、籃網球、板球、棒球、壘球、拳擊、自行車、高爾夫球、健行、隔宿健行、登山、定向越野運動、冰上曲棍球、草地曲棍球、溜冰、溜滑輪、溜直排輪、武術、網球、羽毛球、壁球、划船、雙人（單人）獨木舟運動、賽跑、徑賽項目、越野賽跑、美式足球、足球、橄欖球、滑雪、滑水、衝浪、游泳、田賽項目、健走、競走、摔角。

▶可以配合練習的其他拉筋操：編號D14

站姿轉背拉筋操

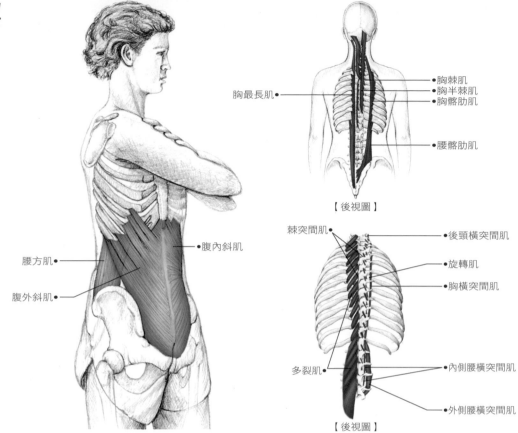

胸最長肌

胸棘肌
胸半棘肌
胸髂肋肌

腰髂肋肌

【後視圖】

棘突間肌

後頸橫突間肌

旋轉肌

胸橫突間肌

多裂肌

內側腰橫突間肌

外側腰橫突間肌

【後視圖】

腹內斜肌

腰方肌

腹外斜肌

▌ 步驟

採站姿，雙腳打開與肩同寬，雙手抱胸，背部和肩膀保持平直。慢慢把肩膀轉向側邊。

▌ 伸展的肌群

- 主要肌群：胸半棘肌、胸棘肌、胸最長肌、胸髂肋肌、腰髂肋肌、多裂肌、旋轉肌、橫突間肌、棘突間肌。
- 次要肌群：腰方肌、腹外斜肌、腹內斜肌。

動作訣竅

用手幫助轉動上半身，可以更深度地伸展肌肉。

- 有助於修復哪些運動傷害：

  背部肌肉拉傷、背部韌帶扭傷、腹斜肌拉傷。

- 對哪些運動有幫助：

  射箭、籃球、籃網球、板球、棒球、壘球、拳擊、美式足球、橄欖球、自行車、高爾夫球、健行、隔宿健行、登山、定向越野運動、冰上曲棍球、草地曲棍球、溜冰、溜滑輪、溜直排輪、武術、網球、羽毛球、壁球、划船、雙人（單人）獨木舟運動、滑水、衝浪、游泳、賽跑、徑賽項目、越野賽跑、足球、滑雪、田賽項目、健走、競走、摔角。

▶可以配合練習的其他拉筋操：編號D16

手臂上拉的站姿轉背拉筋操

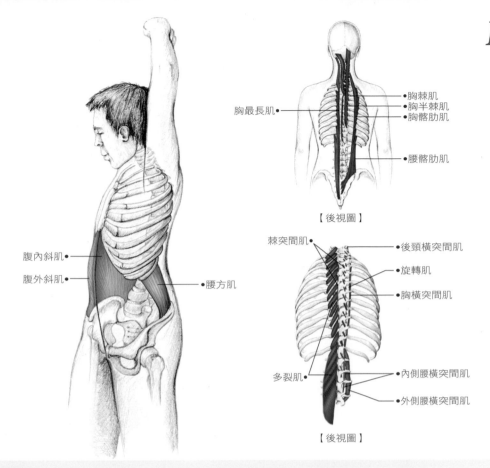

胸最長肌•

•胸棘肌
•胸半棘肌
•胸髂肋肌

•腰髂肋肌

【後視圖】

腹內斜肌•

腹外斜肌•

•腰方肌

棘突間肌•

•後頸橫突間肌

•旋轉肌

•胸橫突間肌

多裂肌•

•內側腰橫突間肌

•外側腰橫突間肌

【後視圖】

▌步驟

採站姿，雙腳打開與肩同寬，雙臂抬到頭部上方，背部和肩膀要挺直不能彎。慢慢把肩膀轉向側邊。

▌伸展的肌群

- 主要肌群：胸半棘肌、胸棘肌、胸最長肌、胸髂肋肌、腰髂肋肌、多裂肌、旋轉肌、橫突間肌、棘突間肌。
- 次要肌群：腰方肌、腹外斜肌、腹內斜肌。

動作訣竅

上半身可以略微後傾，以加強伸展腹斜肌。

- •有助於修復哪些運動傷害：背部肌肉拉傷、 背部韌帶扭傷、 腹斜肌拉傷。
- •對哪些運動有幫助：
  射箭、籃球、籃網球、板球、棒球、壘球、拳擊、美式足球、橄欖球、自行車、高爾夫球、健行、隔宿健行、登山、定向越野運動、冰上曲棍球、草地曲棍球、溜冰、溜滑輪、溜直排輪、武術、網球、羽毛球、壁球、划船、雙人（單人）獨木舟運動、賽跑、徑賽項目、越野賽跑、滑雪、滑水、衝浪、游泳、田賽項目、健走、競走、摔角。

▶可以配合練習的其他拉筋操：編號D13

仰躺式跨腿拉筋操

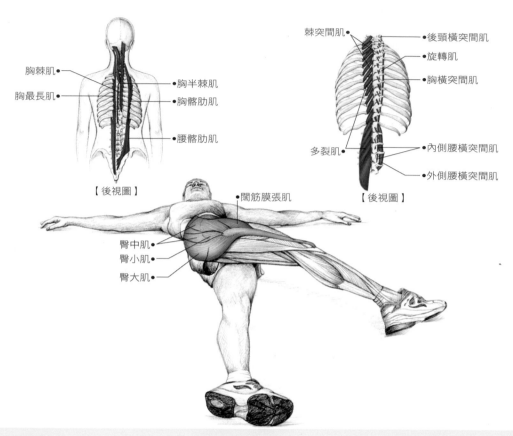

胸棘肌
胸最長肌
胸半棘肌
胸髂肋肌
腰髂肋肌
【後視圖】

棘突間肌
後頸橫突間肌
旋轉肌
胸橫突間肌
多裂肌
內側腰橫突間肌
外側腰橫突間肌
【後視圖】

闊筋膜張肌
臀中肌
臀小肌
臀大肌

█ 步驟

仰躺，雙臂打開平放在身體兩側。一腿跨向另一腿，讓背部和髖部隨著移動的腿旋轉。

█ 伸展的肌群

- 主要肌群：胸半棘肌、胸棘肌、胸最長肌、胸髂肋肌、腰髂肋肌、多裂肌、旋轉肌、橫突間肌、棘突間肌。
- 次要肌群：臀大肌、臀中肌、臀小肌、闊筋膜張肌。

動作訣竅

做這個拉筋操時，雙肩要平貼地面，不能抬起。不要用力將腿甩到對側，而是要靠腿的重量來引導身體伸展。

- 有助於修復哪些運動傷害：

  下背部肌肉拉傷、下背部韌帶扭傷、髂脛束症候群。
- 對哪些運動有幫助：

  自行車、健行、隔宿健行、登山、定向越野運動、冰上曲棍球、草地曲棍球、溜冰、溜滑輪、溜直排輪、武術、賽跑、徑賽項目、越野賽跑、美式足球、足球、橄欖球、滑雪、滑水、衝浪、健走、競走、摔角。

▶ 可以配合練習的其他拉筋操：編號D17

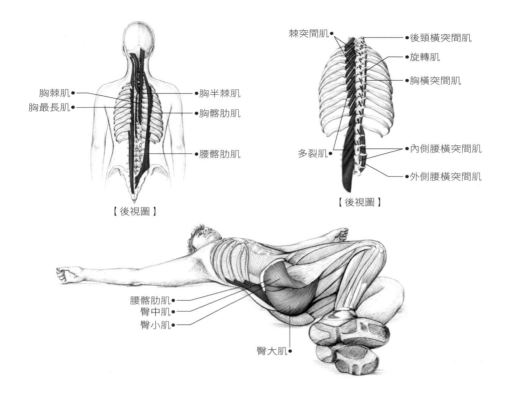

棘突間肌　　　●後頸橫突間肌

　　　　　　　●旋轉肌

胸棘肌●　　　　●胸半棘肌　　　　　●胸橫突間肌

胸最長肌●　　　●胸髂肋肌

腰髂肋肌●　　　多裂肌●　　　●內側腰橫突間肌

　　　　　　　　　　　　●外側腰橫突間肌

【後視圖】　　　　　　　【後視圖】

腰髂肋肌●
臀中肌●
臀小肌●

臀大肌●

仰躺式轉膝拉筋操

▌步驟

仰躺，雙膝併攏並略微抬離地面。雙臂打開平放在身體兩側，接著讓背部和髖部隨著移動的膝蓋旋轉。

▌伸展的肌群

- 主要肌群：胸半棘肌、胸棘肌、胸最長肌、胸髂肋肌、腰髂肋肌、多裂肌、旋轉肌、橫突間肌、棘突間肌。
- 次要肌群：臀大肌、臀中肌、臀小肌。

動作訣竅

做這個拉筋操時，雙肩要平貼地面，不要抬起。不要用力將腿甩到對側，而是要靠腿的重量來引導身體伸展。

- 有助於修復哪些運動傷害：
  下背部肌肉拉傷、下背部韌帶扭傷、髂脛束症候群。
- 對哪些運動有幫助：
  自行車、健行、隔宿健行、登山、定向越野運動、冰上曲棍球、草地曲棍球、溜冰、溜滑輪、溜直排輪、武術、賽跑、徑賽項目、越野賽跑、美式足球、足球、橄欖球、滑雪、滑水、衝浪、健走、競走、摔角。

▶可以配合練習的其他拉筋操：編號D14

D18

坐姿曲膝轉身拉筋操

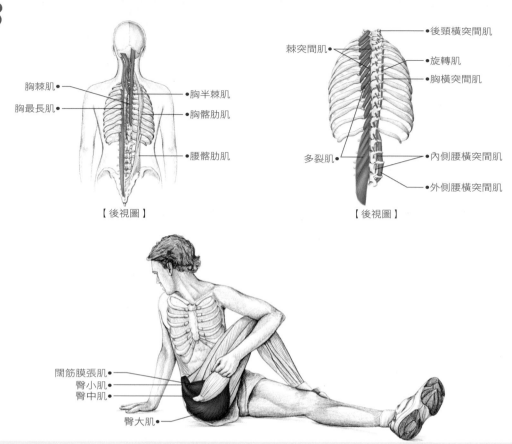

胸棘肌
胸最長肌
•胸半棘肌
•胸髂肋肌
•腰髂肋肌
【後視圖】

棘突間肌•
多裂肌•
•後頸橫突間肌
•旋轉肌
•胸橫突間肌
•內側腰橫突間肌
•外側腰橫突間肌
【後視圖】

闊筋膜張肌•
臀小肌•
臀中肌•
臀大肌•

▌步驟

採坐姿，一腳（圖示為左腳）平放，另一腳（右腳）跨過左腳的膝蓋，曲膝立起。然後左手臂勾住曲起的膝蓋，幫助旋轉肩膀和背部。

▌伸展的肌群

- 主要肌群：臀大肌、臀中肌、臀小肌、闊筋膜張肌。
- 次要肌群：胸半棘肌、胸棘肌、胸最長肌、胸髂肋肌、腰髂肋肌、多裂肌、旋轉肌、橫突間肌、棘突間肌。

動作訣竅

1. 全程中，髖部一直要朝向正前方。
2. 把注意力放在旋轉下背部的動作。

- **有助於修復哪些運動傷害：**
  下背部肌肉拉傷、下背部韌帶扭傷、腹斜肌拉傷、髂脛束症候群。
- **對哪些運動有幫助：**
  自行車、健行、隔宿健行、登山、定向越野運動、冰上曲棍球、草地曲棍球、溜冰、溜滑輪、溜直排輪、武術、賽跑、徑賽項目、越野賽跑、美式足球、足球、橄欖球、滑雪、滑水、健走、競走、摔角。

▶可以配合練習的其他拉筋操：編號D16

加強式坐姿曲膝轉身拉筋操

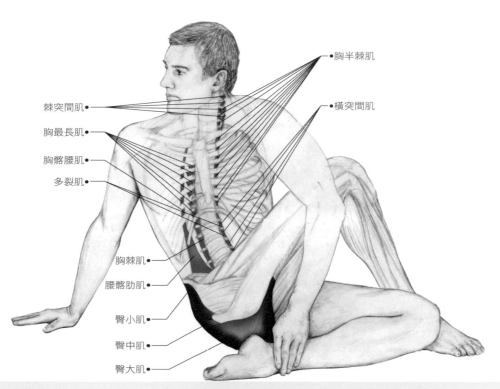

胸半棘肌

橫突間肌

棘突間肌

胸最長肌

胸髂腰肌

多裂肌

胸棘肌

腰髂肋肌

臀小肌

臀中肌

臀大肌

▌步驟

採坐姿，一腳（圖示為左腳）往內彎靠向屁股，另一腳（右腳）跨過左腳的膝蓋，曲膝立起。然後左手臂勾住曲起的膝蓋，幫助旋轉肩膀和背部。

▌伸展的肌群

- 主要肌群：臀大肌、臀中肌、臀小肌。
- 次要肌群：胸半棘肌、胸棘肌、胸最長肌、胸髂肋肌、腰髂肋肌、多裂肌、旋轉肌、橫突間肌、棘突間肌。

動作訣竅

1. 全程中，髖部一直要朝向正前方。　2. 把注意力放在旋轉下背部的動作。
3. 髖關節需要有相當的柔軟度，才適合這個拉筋操。如果進行時，髖部會感到疼痛或是張力很大，則最好不要做。

- **有助於修復哪些運動傷害：**
  下背部肌肉拉傷、下背部韌帶扭傷、腹斜肌拉傷、髂脛束症候群。
- **對哪些運動有幫助：**
  自行車、健行、隔宿健行、登山、定向越野運動、冰上曲棍球、草地曲棍球、溜冰、溜滑輪、溜直排輪、武術、賽跑、徑賽項目、越野賽跑、足球、美式足球、橄欖球、滑雪、滑水、健走、競走、摔角。

▶可以配合練習的其他拉筋操：編號 D17、D21

D20

伸手觸踝的跪姿拉筋操

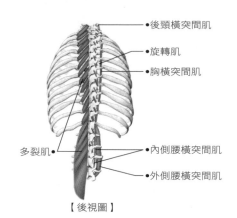

- 後頸橫突間肌
- 旋轉肌
- 胸橫突間肌
- 內側腰橫突間肌
- 外側腰橫突間肌

多裂肌

【後視圖】

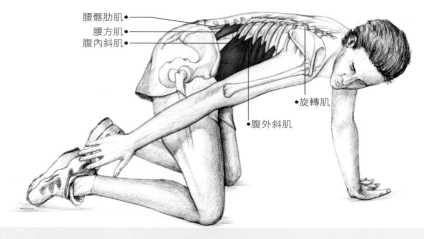

腰髂肋肌
腰方肌
腹內斜肌

旋轉肌

腹外斜肌

▌步驟

採四肢著地跪姿,然後一手伸向腳踝方向。背部要保持與地面平行。

▌伸展的肌群

- 主要肌群:腰方肌、腹外斜肌、腹內斜肌。
- 次要肌群:腰髂肋肌、橫突間肌、旋轉肌、多裂肌。

動作訣竅

1. 全程中,大腿要與地面保持垂直,背部要平直,並與地面平行。
2. 身體重心要平均落在雙膝和雙手上。

- 有助於修復哪些運動傷害:
  下背部肌肉拉傷、下背部韌帶扭傷、腹斜肌拉傷。
- 對哪些運動有幫助:
  板球、棒球、壘球、拳擊、美式足球、橄欖球、健行、隔宿健行、登山、定向越野運動、冰上曲棍球、草地曲棍球、武術、划船、雙人(單人)獨木舟運動、衝浪、摔角。

▶ 可以配合練習的其他拉筋操:編號D23

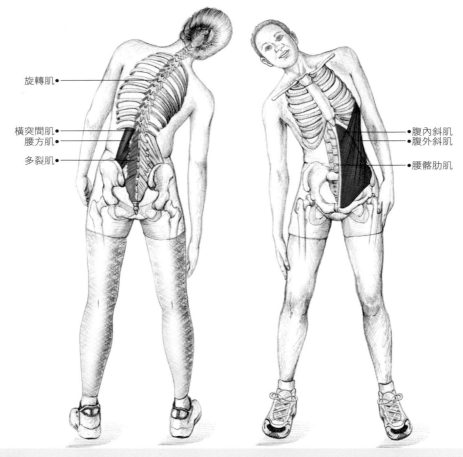

旋轉肌●

橫突間肌●
腰方肌●
多裂肌●

●腹內斜肌
●腹外斜肌

●腰髂肋肌

步驟

採站姿，雙腳打開與肩同寬。身體要站直，然後慢慢將上半身彎向左邊或右邊。手要緊貼在腿上，隨著側彎動作往下滑動，但注意身體不要前傾。

伸展的肌群

- 主要肌群：腰方肌、腹外斜肌、腹內斜肌。
- 次要肌群：腰髂肋肌、橫突間肌、旋轉肌、多裂肌。

動作訣竅

上半身不要前傾或後仰，把注意力放在保持上半身的平直。

- 有助於修復哪些運動傷害：
  下背部肌肉拉傷、下背部韌帶扭傷、腹斜肌拉傷。
- 對哪些運動有幫助：
  板球、棒球、壘球、拳擊、美式足球、橄欖球、健行、隔宿健行、登山、定向越野運動、冰上曲棍球、草地曲棍球、武術、划船、雙人（單人）獨木舟運動、衝浪、摔角。

▶可以配合練習的其他拉筋操：編號D23

D22

側邊伸展的拉筋操

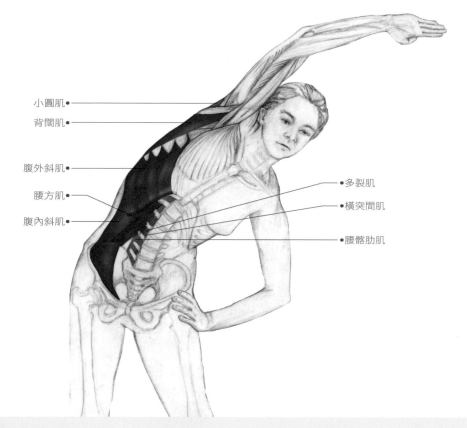

小圓肌
背闊肌
腹外斜肌
腰方肌
腹內斜肌

多裂肌
橫突間肌
腰髂肋肌

▌步驟

採站姿，雙腳與肩同寬。接著慢慢地把上半身彎向左邊或右邊，同時將手高舉過頭、盡量往上伸展。注意身體不要前傾。

▌伸展的肌群

- 主要肌群：腰方肌、腹外斜肌、腹內斜肌、背闊肌。
- 次要肌群：小圓肌、腰髂肋肌、橫突間肌、旋轉肌、多裂肌。

動作訣竅

做這個拉筋操時，上半身不要前傾或後仰，並把注意力放在保持上半身平直。

- **有助於修復哪些運動傷害：**
  下背部肌肉拉傷、下背部韌帶扭傷、腹斜肌拉傷。
- **對哪些運動有幫助：**
  板球、棒球、壘球、拳擊、美式足球、橄欖球、健行、隔宿健行、登山、定向越野運動、冰上曲棍球、草地曲棍球、武術、划船、雙人（單人）獨木舟運動、衝浪、摔角。

▶可以配合練習的其他拉筋操：編號D20、D23

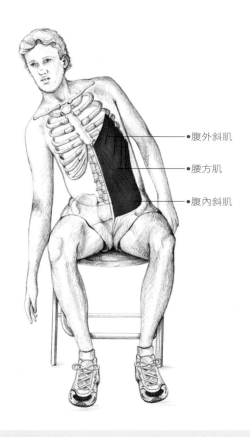

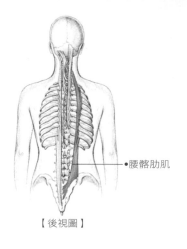

•腹外斜肌

•腰方肌

•腹內斜肌

•腰髂肋肌

【後視圖】

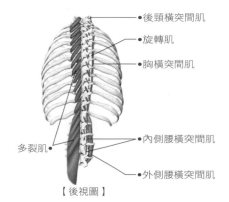

•後頸橫突間肌

•旋轉肌

•胸橫突間肌

多裂肌•

•內側腰橫突間肌

•外側腰橫突間肌

【後視圖】

▌步驟

坐在椅子上,雙腳平放地面。目視前方,上半身坐直。慢慢地把上半身彎向左邊或右邊,同時將手伸向地面。身體不要前傾。

▌伸展的肌群

- 主要肌群:腰方肌、腹外斜肌、腹內斜肌。
- 次要肌群:腰髂肋肌、橫突間肌、旋轉肌、多裂肌。

動作訣竅

做這個拉筋操時,上半身不要前傾或後仰,並把注意力放在保持上半身平直。

- **有助於修復哪些運動傷害:**
  下背部肌肉拉傷、下背部韌帶扭傷、腹斜肌拉傷。
- **對哪些運動有幫助:**
  板球、棒球、壘球、拳擊、美式足球、橄欖球、健行、隔宿健行、登山、定向越野運動、冰上曲棍球、草地曲棍球、武術、划船、雙人(單人)獨木舟運動、衝浪、摔角。

▶可以配合練習的其他拉筋操:編號D06

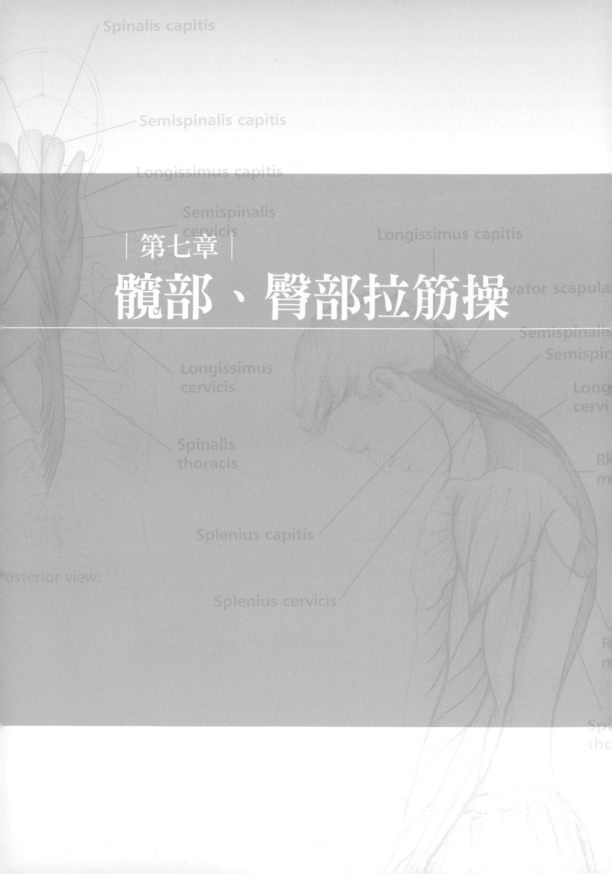

第七章

髖部、臀部拉筋操

髖部和臀部包括大大小小的肌肉（例如大的臀大肌和小的梨狀肌）。這些肌肉主要負責髖部的穩定和下肢的活動，並且和髖關節聯合，使下肢擁有更大的活動範圍，進行包括屈曲、伸展、內收、外展和旋轉等動作。

腰大肌往下行和髂肌匯集，兩者合稱為「髂腰肌」。這些肌肉一起做為腹部臟器的襯墊，並成為髖關節最主要的屈肌，也是下背部的主要穩定肌肉。腰大肌上部的肌纖維部分，會匯集成一條長長的肌腱，止於髂恥隆突，形成腰小肌。腰小肌的功能十分有限，而且大約40%的人沒有這條肌肉。雙側腰大肌收縮，會使得腰椎前凸。

臀大肌構成臀部的主要部分，是臀部最大且位置最表淺的肌肉，它覆蓋住臀中肌和臀小肌。臀大肌對於爆發性的運動，例如衝刺，提供強而有力的髖伸展。

梨狀肌是一個管狀的小型肌肉，起自薦椎內側面，穿過坐骨大孔離開骨盆，接著止於股骨大轉子的上緣。梨狀肌可以外轉髖關節，當髖部處於屈曲狀態時，它可以外展大腿，並幫忙將股骨頭穩定在髖臼中。

上孖肌和下孖肌是橫跨髖關節、小而薄的肌肉，起自坐骨，止於股骨大轉子，其走向幾乎呈平行。

在上孖肌和下孖肌之間的是閉孔內肌。閉孔內肌的起點寬闊，由骨盆上一個名為「閉孔」的構造開始，一路沿著髂骨的下端行。它除了可外轉髖關節之外，也是一個強而有力的髖部穩定肌。

閉孔外肌基於解剖位置上的優勢，成為理想的髖部旋轉肌。閉孔外肌起自閉孔的下端，經過股骨頸，止於股骨大轉子的內側。這個走向讓股骨頭得以在其所在的球窩關節中產生外轉。

在深層旋轉肌中，最下方的是股方肌。股方肌是一個短短的肌肉，由坐骨粗隆的上緣平行連接至股骨。

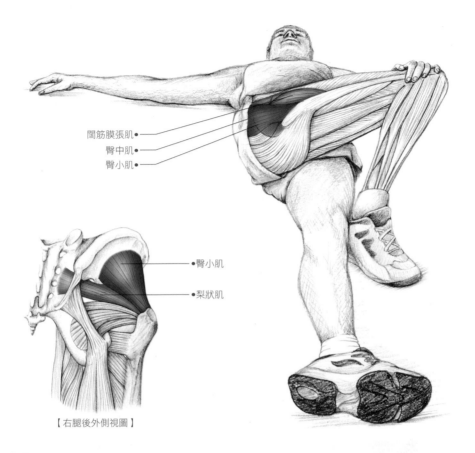

闊筋膜張肌●
臀中肌●
臀小肌●

●臀小肌
●梨狀肌

【右腿後外側視圖】

步驟

仰躺，一腳跨向另一腳，將跨越的腳放在平放腳的膝蓋外側，用對側的手把曲起的膝蓋往地面壓。

伸展的肌群

- 主要肌群：臀中肌、臀小肌。
- 次要肌群：闊筋膜張肌、梨狀肌。

動作訣竅

雙肩要平貼地面，把注意力放在將膝蓋壓向地面，而非往胸部的方向拉。

- 有助於修復哪些運動傷害：

  下背部肌肉拉傷、下背部韌帶扭傷、髂脛束症候群。

- 對哪些運動有幫助：

  自行車、健行、隔宿健行、登山、定向越野運動、冰上曲棍球、草地曲棍球、溜冰、溜滑輪、溜直排輪、武術、賽跑、徑賽項目、越野賽跑、美式足球、足球、橄欖球、滑雪、滑水、健走、競走。

▶ 可以配合練習的其他拉筋操：編號E09

E02

趴姿單腿內彎的髖部拉筋操

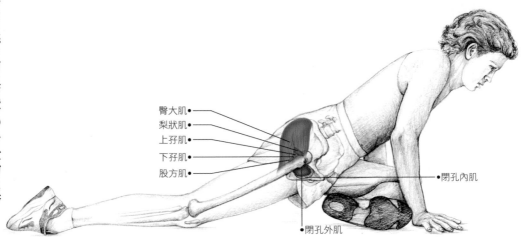

臀大肌
梨狀肌
上孖肌
下孖肌
股方肌

閉孔內肌

閉孔外肌

▌ 步驟

臉朝下趴臥，一腿往內彎到腹部下方，然後把上半身往地面壓。

▌ 伸展的肌群

• 主要肌群：梨狀肌、上孖肌、下孖肌、閉孔內肌、閉孔外肌、股方肌。
• 次要肌群：臀大肌。

動作訣竅

這個拉筋動作不容易做，使用雙手保持身體平衡，確保身體重量受到良好支撐。

• 有助於修復哪些運動傷害：

梨狀肌症候群、彈響髖症候群、大轉子滑囊炎。

• 對哪些運動有幫助：

自行車、健行、隔宿健行、登山、定向越野運動、冰上曲棍球、草地曲棍球、溜冰、溜滑輪、溜直排輪、武術、賽跑、徑賽項目、越野賽跑、美式足球、足球、橄欖球、滑雪、滑水、健走、競走。

▶ 可以配合練習的其他拉筋操：編號E04

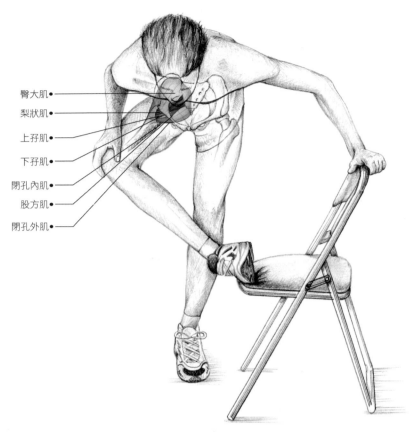

臀大肌●
梨狀肌●
上孖肌●
下孖肌●
閉孔內肌●
股方肌●
閉孔外肌●

站姿單腿內彎的髖部拉筋操

▌步驟

站在椅子或桌子旁，把外側的腳往內彎擱在椅子或桌子上。放鬆腿部，讓上身前傾，然後彎曲站立的腿，放低整個身體。

▌伸展的肌群

- 主要肌群：梨狀肌、上孖肌、下孖肌、閉孔內肌、閉孔外肌、股方肌。
- 次要肌群：臀大肌。

動作訣竅

用站立的腿調整拉筋強度。姿勢放得愈低，感受到的壓力愈強。

- 有助於修復哪些運動傷害：

  梨狀肌症候群、彈響髖症候群、大轉子滑囊炎。

- 對哪些運動有幫助：

  自行車、健行、隔宿健行、登山、定向越野運動、冰上曲棍球、草地曲棍球、溜冰、溜滑輪、溜直排輪、武術、賽跑、徑賽項目、越野賽跑、美式足球、足球、橄欖球、滑雪、滑水、健走、競走。

▶ 可以配合練習的其他拉筋操：編號E02

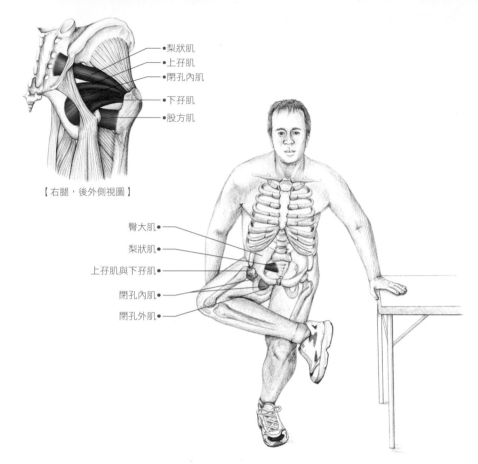

E04

站姿跨腿的臀部拉筋操

•梨狀肌
•上孖肌
•閉孔內肌
•下孖肌
•股方肌

【右腿，後外側視圖】

臀大肌•
梨狀肌•
上孖肌與下孖肌•
閉孔內肌•
閉孔外肌•

▌步驟

採站姿，用椅子或桌子幫助保持平衡，將一腿的腳踝放在另一腿的膝蓋上。慢慢放低身體。

▌伸展的肌群

- 主要肌群：梨狀肌、上孖肌、下孖肌、閉孔內肌、閉孔外肌、股方肌。
- 次要肌群：臀大肌。

動作訣竅

用站立的腿調整拉筋強度。姿勢放得愈低，感受到的壓力愈強。

- 有助於修復哪些運動傷害：
  梨狀肌症候群、彈響髖症候群、大轉子滑囊炎。
- 對哪些運動有幫助：
  自行車、健行、隔宿健行、登山、定向越野運動、冰上曲棍球、草地曲棍球、溜冰、溜滑輪、溜直排輪、武術、賽跑、徑賽項目、越野賽跑、美式足球、足球、橄欖球、滑雪、滑水、健走、競走。

▶ 可以配合練習的其他拉筋操：編號E10

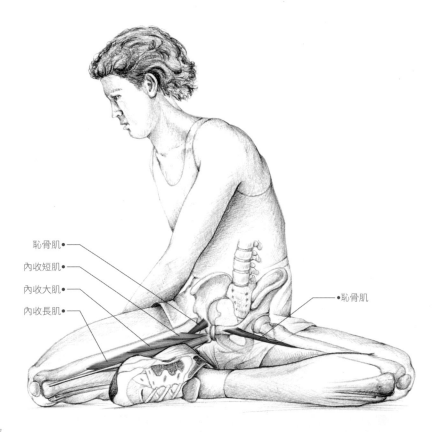

恥骨肌•
內收短肌•
內收大肌•
內收長肌•

•恥骨肌

▌步驟

採坐姿，一腳曲膝置於身前，另一腳放在臀部後方。讓整個身體倒向後方那隻腳。

▌伸展的肌群

- 主要肌群：恥骨肌。
- 次要肌群：內收長肌、內收短肌、內收大肌。

動作訣竅

身體愈貼近後方那隻腳，感受到的拉筋強度愈強。

- 有助於修復哪些運動傷害：

  鼠蹊部肌肉拉傷、內收肌肌腱炎、彈響髖症候群、大轉子滑囊炎。

- 對哪些運動有幫助：

  自行車、健行、隔宿健行、登山、定向越野運動、冰上曲棍球、草地曲棍球、溜冰、溜滑輪、溜直排輪、武術、賽跑、徑賽項目、越野賽跑、美式足球、足球、橄欖球、滑雪、滑水、健走、競走。

▶可以配合練習的其他拉筋操：編號E06

旋轉髖部的站姿拉筋操

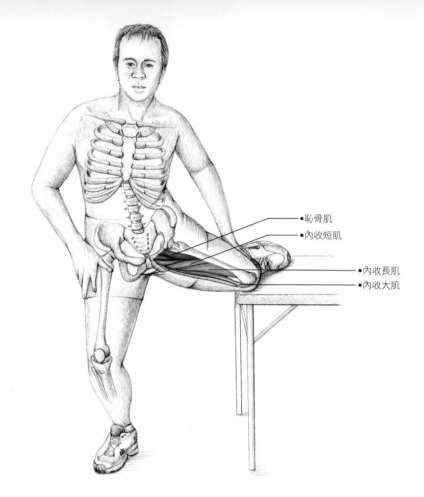

- 恥骨肌
- 內收短肌
- 內收長肌
- 內收大肌

▌步驟

站在桌子旁，抬起內側的腳，把小腿放在桌子上。然後慢慢放低身體。

▌伸展的肌群

- 主要肌群：恥骨肌。
- 次要肌群：內收長肌、內收短肌、內收大肌。

動作訣竅

用站立的腳調整拉筋強度。姿勢放得愈低，感受到的拉筋強度愈強。

- 有助於修復哪些運動傷害：
  鼠蹊部肌肉拉傷、內收肌肌腱炎、彈響髖症候群、大轉子滑囊炎。
- 對哪些運動有幫助：
  自行車、健行、隔宿健行、登山、定向越野運動、冰上曲棍球、草地曲棍球、溜冰、溜滑輪、溜直排輪、武術、賽跑、徑賽項目、越野賽跑、美式足球、足球、橄欖球、滑雪、滑水、健走、競走。

▶ 可以配合練習的其他拉筋操：編號E05

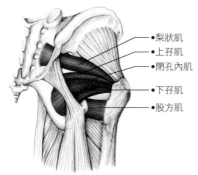

- •梨狀肌
- •上孖肌
- •閉孔內肌
- •下孖肌
- •股方肌

【右腿，後外側視圖】

伸展上身的盤坐拉筋操

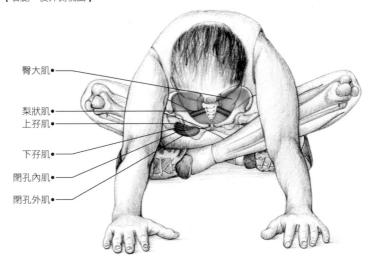

- 臀大肌•
- 梨狀肌•
- 上孖肌•
- 下孖肌•
- 閉孔內肌•
- 閉孔外肌•

▌步驟

雙腳交叉盤坐，背部保持平直，然後上半身緩緩地往前傾。

▌伸展的肌群

- 主要肌群：梨狀肌、上孖肌、下孖肌、閉孔內肌、閉孔外肌、股方肌。
- 次要肌群：臀大肌。

動作訣竅

重點是保持背部平直，而不是讓上半身往前伸展愈多愈好。

- • 有助於修復哪些運動傷害：

  梨狀肌症候群、鼠蹊部肌肉拉傷、內收肌肌腱炎、彈響髖、大轉子滑囊炎。

- •對哪些運動有幫助：

  自行車、健行、隔宿健行、登山、定向越野運動、冰上曲棍球、草地曲棍球、溜冰、溜滑輪、溜直排輪、武術、划船、雙人（單人）獨木舟運動、賽跑、徑賽項目、越野賽跑、美式足球、足球、橄欖球、滑雪、滑水、健走、競走。

▶可以配合練習的其他拉筋操：編號E08

腳掌相對伸展上身的坐姿拉筋操

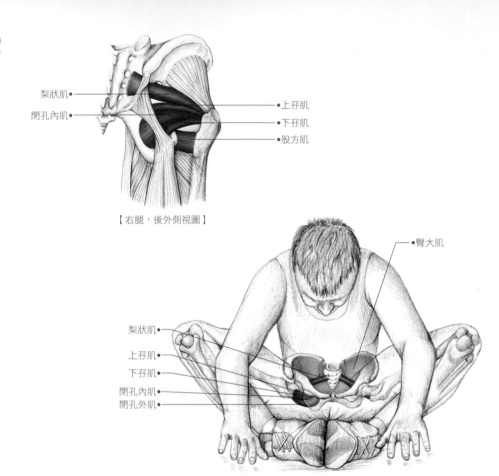

梨狀肌•
閉孔內肌•

•上孖肌
•下孖肌
•股方肌

【右腿,後外側視圖】

•臀大肌

梨狀肌•
上孖肌•
下孖肌•
閉孔內肌•
閉孔外肌•

▌ 步驟

採坐姿,曲膝讓腳掌相對,保持背部平直。然後上半身緩緩地往前傾。

▌ 伸展的肌群

- 主要肌群:梨狀肌、上孖肌、下孖肌、閉孔內肌、閉孔外肌、股方肌。
- 次要肌群:臀大肌。

動作訣竅

重點是保持背部平直,而不是讓上半身往前伸展愈多愈好。

- 有助於修復哪些運動傷害:

  梨狀肌症候群、鼠蹊部肌肉拉傷、內收肌肌腱炎、彈響髖、大轉子滑囊炎。

- 對哪些運動有幫助:

  自行車、健行、隔宿健行、登山、定向越野運動、冰上曲棍球、草地曲棍球、溜冰、溜滑輪、溜直排輪、武術、划船、雙人(單人)獨木舟運動、賽跑、徑賽項目、越野賽跑、美式足球、足球、橄欖球、滑雪、滑水、健走、競走。

▶ 可以配合練習的其他拉筋操:編號E07

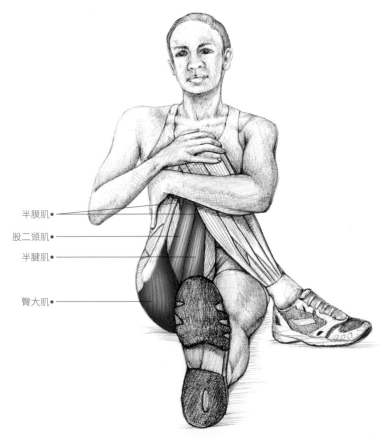

半膜肌●
股二頭肌●
半腱肌●

臀大肌●

步驟

採坐姿，一腳平放，另一腳跨到平放腳的膝蓋外側，曲膝立起。將曲起的膝蓋拉向對側肩膀，同時保持背部平直，肩膀要朝向正前方。

伸展的肌群

- 主要肌群：臀大肌。
- 次要肌群：半膜肌、半腱肌、股二頭肌。

動作訣竅

1.背部保持平直，肩膀要朝向正前方，這樣可以使臀部獲得最大的伸展。
2.不要讓肩膀轉向曲起的膝蓋。

- 有助於修復哪些運動傷害：

下背部肌肉拉傷、下背部韌帶扭傷、腿後肌拉傷、髂脛束症候群。

- 對哪些運動有幫助：

自行車、健行、隔宿健行、登山、定向越野運動、冰上曲棍球、草地曲棍球、溜冰、溜滑輪、溜直排輪、武術、賽跑、徑賽項目、越野賽跑、美式足球、足球、橄欖球、滑雪、滑水、健走、競走。

▶可以配合練習的其他拉筋操：編號E01

E10

坐姿抱腳的臀部拉筋操

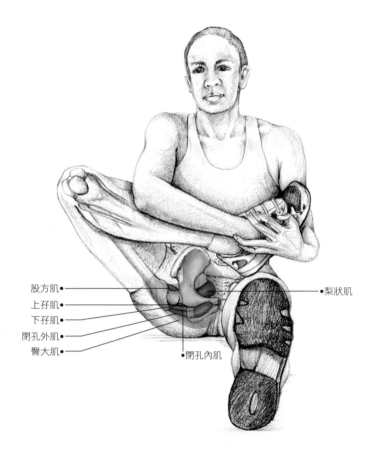

股方肌
上孖肌
下孖肌
閉孔外肌
臀大肌
閉孔內肌
梨狀肌

▎步驟

採坐姿，一腳平放，用雙手抱住另一隻腳的腳踝，並把腳踝往胸部壓。

▎伸展的肌群

- 主要肌群：梨狀肌、上孖肌、下孖肌、閉孔內肌、閉孔外肌、股方肌。
- 次要肌群：臀大肌。

動作訣竅

可用雙手和雙臂調整這個拉筋動作的強度。腳踝愈貼近胸部，拉筋強度愈強。

- 有助於修復哪些運動傷害：

  梨狀肌症候群、彈響髖、大轉子滑囊炎。

- 對哪些運動有幫助：

  自行車、健行、隔宿健行、登山、定向越野運動、冰上曲棍球、草地曲棍球、溜冰、溜滑輪、溜直排輪、武術、賽跑、徑賽項目、越野賽跑、美式足球、足球、橄欖球、滑雪、滑水、健走、競走。

▶ 可以配合練習的其他拉筋操：編號E04

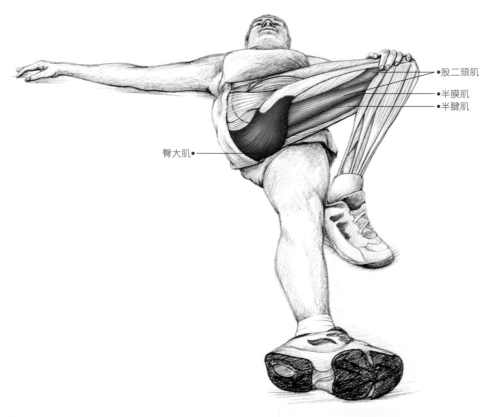

股二頭肌
半膜肌
半腱肌
臀大肌

步驟

身體仰躺，一腳（圖示為右腳）跨到另一腳的外側，把右腳的腳後跟拉到左腳的膝蓋旁，然後用左手把曲起的膝蓋往胸部方向扳。

伸展的肌群

- 主要肌群：臀大肌。
- 次要肌群：半膜肌、半腱肌、股二頭肌。

動作訣竅

雙肩要平貼地面，重點要放在把曲起的膝蓋往胸部扳，而不是往地面壓。

- 有助於修復哪些運動傷害：

  下背部肌肉拉傷、下背部韌帶扭傷、腿後肌拉傷、髂脛束症候群。

- 對哪些運動有幫助：

  自行車、健行、隔宿健行、登山、定向越野運動、冰上曲棍球、草地曲棍球、溜冰、溜滑輪、溜直排輪、武術、賽跑、徑賽項目、越野賽跑、美式足球、足球、橄欖球、滑雪、滑水、健走、競走。

▶ 可以配合練習的其他拉筋操：編號E09

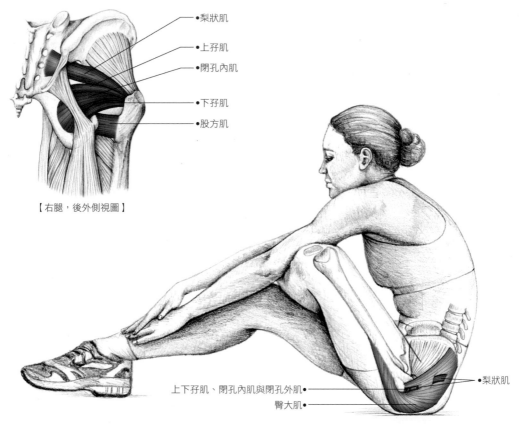

E12

坐姿跨腿的臀部拉筋操

【右腿，後外側視圖】

- 梨狀肌
- 上孖肌
- 閉孔內肌
- 下孖肌
- 股方肌

上下孖肌、閉孔內肌與閉孔外肌•
臀大肌•
•梨狀肌

步驟

採坐姿，一腳略曲膝，另一腳跨放在曲膝的大腿上，然後慢慢把上半身往前傾。

伸展的肌群

- 主要肌群：梨狀肌、上孖肌、下孖肌、閉孔內肌、閉孔外肌、股方肌。
- 次要肌群：臀大肌。

動作訣竅

1. 這個拉筋動作有點小難度，身體重量一定要有良好支撐，如有必要，可用雙手保持平衡。
2. 若要提高拉筋強度，背部要保持平直，再將上半身往前傾。

- 有助於修復哪些運動傷害：
  梨狀肌症候群、彈響髖、大轉子滑囊炎。
- 對哪些運動有幫助：
  自行車、健行、隔宿健行、登山、定向越野運動、冰上曲棍球、草地曲棍球、溜冰、溜滑輪、溜直排輪、武術、賽跑、徑賽項目、越野賽跑、美式足球、足球、橄欖球、滑雪、滑水、健走、競走。

▶可以配合練習的其他拉筋操：編號E10

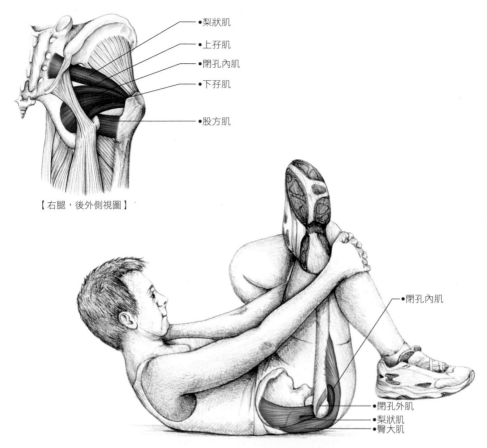

【右腿，後外側視圖】

梨狀肌
上孖肌
閉孔內肌
下孖肌
股方肌

閉孔內肌

閉孔外肌
梨狀肌
臀大肌

▌ 步驟

身體仰躺，一腳曲膝（圖示為右腳），另一腳橫放在曲膝的大腿上。然後抬起上半身，用雙手把右腳的膝蓋拉近身體。

▌ 伸展的肌群

• 主要肌群：梨狀肌、上孖肌、下孖肌、閉孔內肌、閉孔外肌、股方肌。
• 次要肌群：臀大肌。

動作訣竅

可以透過把膝蓋拉近身體的程度，來調整拉筋強度。

• 有助於修復哪些運動傷害：

梨狀肌症候群、彈響髖、大轉子滑囊炎。

•對哪些運動有幫助：

自行車、健行、隔宿健行、登山、定向越野運動、冰上曲棍球、草地曲棍球、溜冰、溜滑輪、溜直排輪、武術、賽跑、徑賽項目、越野賽跑、美式足球、足球、橄欖球、滑雪、滑水、健走、競走。

▶ 可以配合練習的其他拉筋操：編號E12

Spinalis capitis

Semispinalis capitis

Longissimus capitis

Semispinalis
cervicis

Longissimus capitis

Levator scapula

| 第八章 |

股四頭肌拉筋操

Semispinalis

Semispi

Long
cervi

Longissimus
cervicis

Spinalis
thoracis

Rh
m

Splenius capitis

Posterior view

Splenius cervicis

Sp
th

股四頭肌群是一群龐大的肌肉，位在大腿的前側。它們起自髖關節之上，並且一路延伸至膝關節以下。股四頭肌最主要的動作是伸展膝關節，但若和髖部前側的肌肉聯合作用的話，也會參與髖屈曲的動作。

股直肌屬於股四頭肌之一，股四頭肌還包括股外側肌、股內側肌、股中間肌。股直肌的起源分為兩個部分，一個為反摺頭，是人類自四足動物演化而來的遺跡；另一個則是直頭，是自從人類發展為直立行走之後的演化結果。股四頭肌的外觀為雙羽紡錘狀。

當由坐姿起身、行走及攀爬時，股四頭肌負責將膝蓋伸直。其中，股外側肌、股內側肌和股中間肌，因為只有橫越膝關節，因此只與膝關節的伸展和限制膝關節屈曲有關，可使坐下這個動作過程保持穩定。股內側肌比股外側肌大且質量重。而股中間肌是股四頭肌中最深層的肌肉，股中間肌的前側覆蓋有膜狀的肌腱，可以使股中間肌在股直肌底下滑動。股四頭肌的肌腱附著且覆蓋住髕骨，往下延伸成為髕韌帶，附於脛骨之上。

另外，儘管縫匠肌並非屬於股四頭肌的一部分，本章也將縫匠肌涵括在內。縫匠肌為大腿前側最表淺的肌肉、同時也是全身最長的肌肉。其上三分之一為股三角的外側邊界（內收長肌為股三角的內側邊界，腹股溝韌帶則為其上緣邊界）。縫將肌的作用是讓下肢做出盤腿的動作，就如同裁縫師一樣，其命名亦是由拉丁文的裁縫師而來。

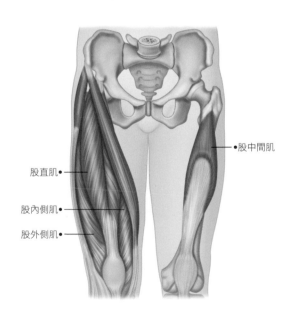

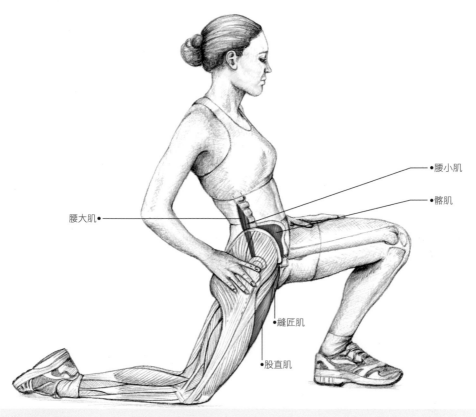

腰小肌

髂肌

腰大肌

縫匠肌

股直肌

▍步驟

單膝跪地。如有必要,手可扶靠東西以保持平衡。然後把臀部往前推。

▍伸展的肌群

- 主要肌群:髂肌、腰大肌。
- 次要肌群:股直肌、縫匠肌。

動作訣竅

1. 臀部往前推出的幅度,可調整伸展強度。
2. 如有必要,可以拿毛巾或墊子墊在跪地的膝蓋下方,會比較舒服。

- 有助於修復哪些運動傷害:

  髖屈肌拉傷、骨盆帶的撕裂性骨折、恥骨炎、髂腰肌肌腱炎、大轉子滑囊炎、股四頭肌拉傷、股四頭肌肌腱炎。

- 對哪些運動有幫助:

  自行車、健行、隔宿健行、登山、定向越野運動、冰上曲棍球、草地曲棍球、溜冰、溜滑輪、溜直排輪、武術、賽跑、徑賽項目、越野賽跑、美式足球、足球、橄欖球、滑雪、滑水、衝浪、健走、競走。

▶可以配合練習的其他拉筋操:編號F05

站姿股四頭肌拉筋操

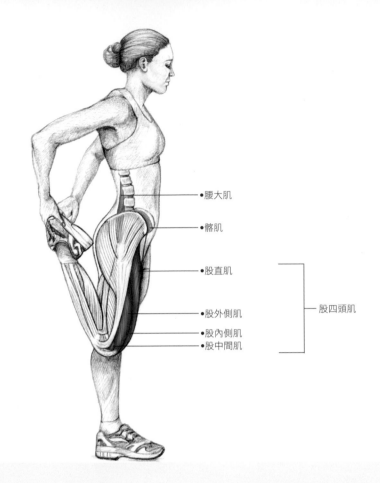

- 腰大肌
- 髂肌
- 股直肌
- 股外側肌
- 股內側肌
- 股中間肌
- 股四頭肌

▎ **步驟**

單腳站立，一腳向後彎折，腳跟貼在臀部上，雙膝併攏，同時把髖部往前推。手可以扶靠東西保持平衡。

▎ **伸展的肌群**

- 主要肌群：股直肌、股內側肌、股外側肌、股中間肌。
- 次要肌群：髂肌、腰大肌。

動作訣竅

這個拉筋動作可能讓膝關節與韌帶承受過度的壓力，不適用於膝關節疼痛及膝蓋受傷的人。

- 有助於修復哪些運動傷害：

  髖屈肌拉傷、骨盆帶的撕裂性骨折、恥骨炎、髂腰肌肌腱炎、大轉子滑囊炎、股四頭肌拉傷、股四頭肌肌腱炎、髕骨疼痛症候群、髕骨肌腱炎、髕骨外翻。

- 對哪些運動有幫助：

  自行車、健行、隔宿健行、登山、定向越野運動、冰上曲棍球、草地曲棍球、溜冰、溜滑輪、溜直排輪、武術、賽跑、徑賽項目、越野賽跑、美式足球、足球、橄欖球、滑雪、滑水、衝浪、健走、競走。

▶ 可以配合練習的其他拉筋操：編號F04

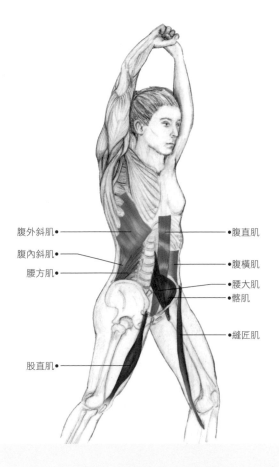

腹外斜肌●

腹內斜肌●

腰方肌●

股直肌●

●腹直肌

●腹橫肌

●腰大肌
●髂肌

●縫匠肌

┃ 步驟

上身直立，一腳往前踩一小步。雙手向上伸展，然後把臀部往前推。上身往後傾。

┃ 伸展的肌群

- 主要肌群：股直肌、髂腰肌、縫匠肌。
- 次要肌群：腹直肌、腹橫肌、腹外斜肌、腹內斜肌、腰方肌。

動作訣竅

依據臀部往前推出的幅度不同，可調整伸展強度。

- **有助於修復哪些運動傷害：**

  髖屈肌拉傷、骨盆帶的撕裂性骨折、恥骨炎、髂腰肌肌腱炎、大轉子滑囊炎、股四頭肌拉傷、股四頭肌肌腱炎。

- **對哪些運動有幫助：**

  自行車、健行、隔宿健行、登山、定向越野運動、冰上曲棍球、草地 曲棍球、溜冰、溜滑輪、溜直排輪、武術、賽跑、徑賽項目、越野賽跑、美式足球、足球、橄欖球、滑雪、滑水、衝浪、健走、競走。

▶可以配合練習的其他拉筋操：編號F01、CO3

F04

趴姿股四頭肌拉筋操

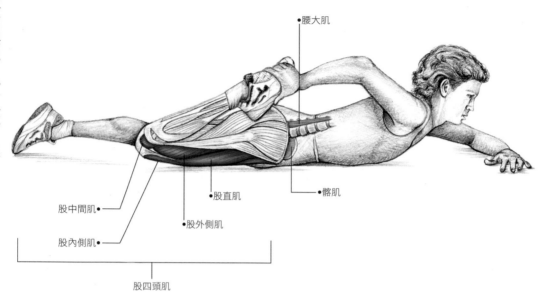

●腰大肌

●髂肌

●股直肌

股中間肌●

●股外側肌

股內側肌●

股四頭肌

█ 步驟

臉朝下趴臥，將一隻腳向後彎折，腳跟碰到臀部。

█ 伸展的肌群

- 主要肌群：股直肌、股內側肌、股外側肌、股中間肌。
- 次要肌群：髂肌、腰大肌。

動作訣竅

這個拉筋動作可能讓膝關節與韌帶承受過度的壓力，不適用於膝關節疼痛及膝蓋受傷的人。

● **有助於修復哪些運動傷害：**

髖屈肌拉傷、骨盆帶的撕裂性骨折、恥骨炎、髂腰肌肌腱炎、大轉子滑囊炎、股四頭肌拉傷、股四頭肌肌腱炎、髕骨疼痛症候群、髕骨肌腱炎、髕骨外翻。

● **對哪些運動有幫助：**

自行車、健行、隔宿健行、登山、定向越野運動、冰上曲棍球、草地曲棍球、溜冰、溜滑輪、溜直排輪、武術、賽跑、徑賽項目、越野賽跑、美式足球、足球、橄欖球、滑雪、滑水、衝浪、健走、競走。

▶ 可以配合練習的其他拉筋操：編號F02

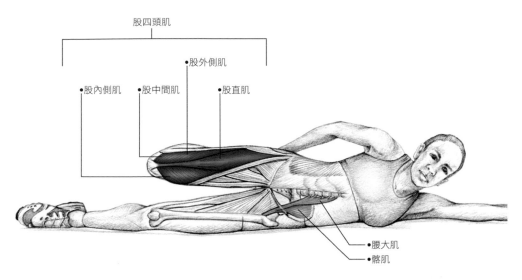

股四頭肌

股外側肌

股內側肌　股中間肌　股直肌

腰大肌

髂肌

步驟

側臥，一腳向後彎折，腳跟碰到臀部。併攏雙膝，再把髖部往前推。

伸展的肌群

- 主要肌群：股直肌、股內側肌、股外側肌、股中間肌。
- 次要肌群：髂肌、腰大肌。

動作訣竅

這個拉筋動作可能讓膝關節與韌帶承受過度的壓力，不適用於膝關節疼痛及膝蓋受傷的人。

- **有助於修復哪些運動傷害：**

  髖屈肌拉傷、骨盆帶的撕裂性骨折、恥骨炎、髂腰肌肌腱炎、大轉子滑囊炎、股四頭肌拉傷、股四頭肌肌腱炎、髕骨疼痛症候群、髕骨肌腱炎、髕骨外翻。

- **對哪些運動有幫助：**

  自行車、健行、隔宿健行、登山、定向越野運動、冰上曲棍球、草地曲棍球、溜冰、溜滑輪、溜直排輪、武術、賽跑、徑賽項目、越野賽跑、美式足球、足球、橄欖球、滑雪、滑水、衝浪、健走、競走。

▶可以配合練習的其他拉筋操：編號F01

仰躺單腿後彎股四頭肌拉筋操

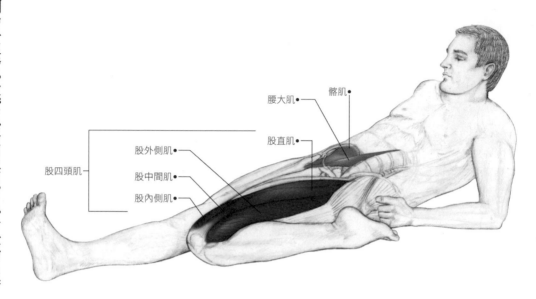

腰大肌●   髂肌●

股直肌●

股四頭肌 ─| 股外側肌●

股中間肌●

股內側肌●

▌ 步驟

仰臥在地，一腳向後彎折，腳跟碰到臀部。接著再把髖部往前推，背慢慢向後靠。

▌ 伸展的肌群

- 主要肌群：股直肌、股內側肌、股外側肌、股中間肌。
- 次要肌群：髂肌、腰大肌。

動作訣竅

這個拉筋動作可能讓膝關節與韌帶承受過度的壓力，不適用於膝關節疼痛及膝蓋受傷的人。

- **有助於修復哪些運動傷害：**

    髖屈肌拉傷、骨盆帶的撕裂性骨折、恥骨炎、髂腰肌肌腱炎、大轉子滑囊炎、股四頭肌拉傷、股四頭肌肌腱炎、髕骨疼痛症候群、髕骨肌腱炎、髕骨外翻。

- **對哪些運動有幫助：**

    自行車、健行、隔宿健行、登山、定向越野運動、冰上曲棍球、草地曲棍球、溜冰、溜滑輪、溜直排輪、武術、賽跑、徑賽項目、越野賽跑、美式足球、足球、橄欖球、滑雪、滑水、衝浪、健走、競走。

▶ 可以配合練習的其他拉筋操：編號F05、C03

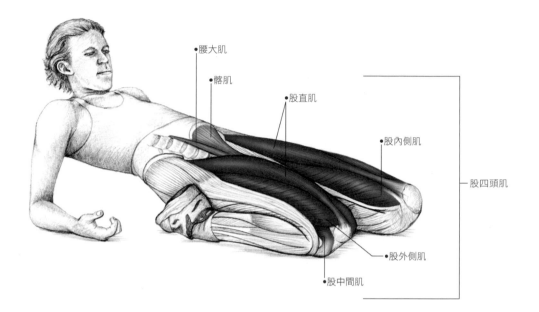

腰大肌

髂肌

股直肌

股內側肌

股四頭肌

股外側肌

股中間肌

▋ 步驟

採坐姿，雙腿向後彎折，讓臀部坐在雙腳上。然後上半身慢慢往後倒。

▋ 伸展的肌群

- 主要肌群：股直肌、股內側肌、股外側肌、股中間肌。
- 次要肌群：髂肌、腰大肌。

動作訣竅

這個動作可能讓膝關節與韌帶承受過度的壓力，不適用於膝關節疼痛及膝蓋受傷的人。

- **有助於修復哪些運動傷害：**
  髖屈肌拉傷、骨盆帶的撕裂性骨折、恥骨炎、髂腰肌肌腱炎、大轉子滑囊炎、股四頭肌拉傷、股四頭肌肌腱炎、髕骨疼痛症候群、髕骨肌腱炎、髕骨外翻。

- **對哪些運動有幫助：**
  自行車、健行、隔宿健行、登山、定向越野運動、冰上曲棍球、草地曲棍球、溜冰、溜滑輪、溜直排輪、武術、賽跑、徑賽項目、越野賽跑、美式足球、足球、橄欖球、滑雪、滑水、衝浪、健走、競走。

▶ 可以配合練習的其他拉筋操：編號F02

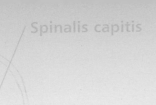

| 第九章 |

腿後肌拉筋操

髖部和大腿的肌肉不僅維持身體的穩定，亦可以移動身體以及提供力量。膕旁肌位於大腿後側，是由三塊肌肉所組成的大肌群，起自髖骨的底端，並往下延伸至膝蓋之下，用以伸展髖部、屈曲膝關節，類似於手肘的屈肌。跑步時，膕旁肌讓腳在往前邁步的最後減速，並且避免軀幹在髖關節處屈曲。組成膕旁肌的三個肌肉，由內側到外側分別是：半膜肌、半腱肌、股二頭肌。

通常最大的腿後肌是股二頭肌，具有兩個頭：長頭和短頭。其中，長頭橫跨髖關節並作用於其上。而半腱肌和半膜肌為協同肌，意思是說它們所執行的動作是一樣的。

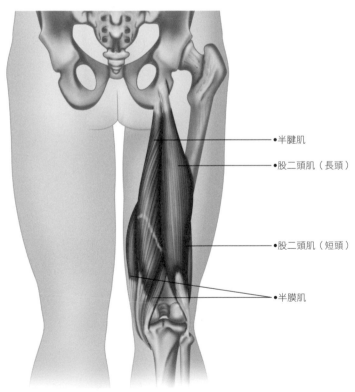

•半腱肌

•股二頭肌（長頭）

•股二頭肌（短頭）

•半膜肌

【後視圖】

坐姿手前伸的腿後肌拉筋操

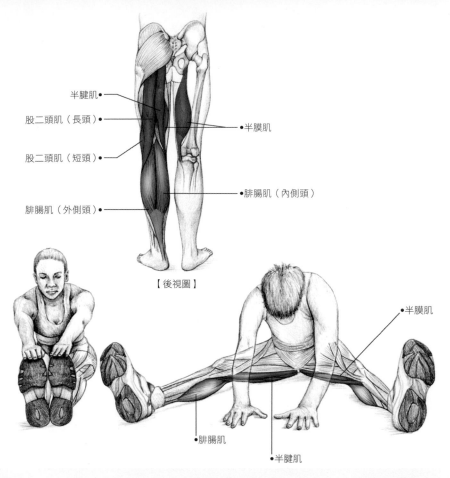

半腱肌

股二頭肌（長頭）

股二頭肌（短頭）

腓腸肌（外側頭）

半膜肌

腓腸肌（內側頭）

【後視圖】

半膜肌

腓腸肌

半腱肌

▋步驟

採坐姿，雙腿往前直直伸出，腳趾朝天。背部保持平直，然後雙手往腳趾方向盡量伸展。

▋伸展的肌群

- 主要肌群：半膜肌、半腱肌、股二頭肌。
- 次要肌群：腓腸肌。

動作訣竅

腳趾朝天是這個拉筋動作的重點，腳趾若朝向側邊會讓腿後肌受力不平均，長久下來會造成肌肉失衡。

- 有助於修復哪些運動傷害：
  下背部肌肉拉傷、下背部韌帶扭傷、腿後肌拉傷。
- 對哪些運動有幫助：
  籃球、籃網球、自行車、健行、隔宿健行，登山、定向越野運動、冰上曲棍球、草地曲棍球、溜冰、溜滑輪、溜直排輪、武術、賽跑、徑賽項目、越野賽跑、美式足球、足球、橄欖球、滑雪、滑水、衝浪、健走、競走、摔角。

▶可以配合練習的其他拉筋操：編號G06

站姿腳趾朝前的腿後肌拉筋操

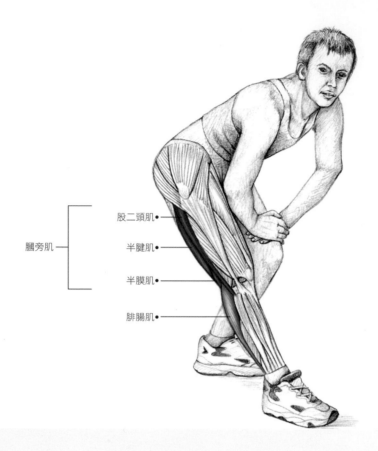

膕旁肌 — 股二頭肌
半腱肌
半膜肌
腓腸肌

步驟

採站姿，一腳在前，曲膝的腳在後。腳趾平貼地面，讓上半身往前傾。背部保持平直，雙手搭在彎曲的膝蓋上。

伸展的肌群

- 主要肌群：半膜肌、半腱肌、股二頭肌。
- 次要肌群：腓腸肌。

動作訣竅

透過保持背部平直及身體前傾的程度，來調整拉筋強度。

- 有助於修復哪些運動傷害：
  下背部肌肉拉傷、下背部韌帶扭傷、腿後肌拉傷。
- 對哪些運動有幫助：
  籃球、籃網球、自行車、健行、隔宿健行、登山、定向越野運動、冰上曲棍球、草地曲棍球、溜冰、溜滑輪、溜直排輪、武術、賽跑、徑賽項目、越野賽跑、美式足球、足球、橄欖球、滑雪、滑水、衝浪、健走、競走、摔角。

▶ 可以配合練習的其他拉筋操：編號G03

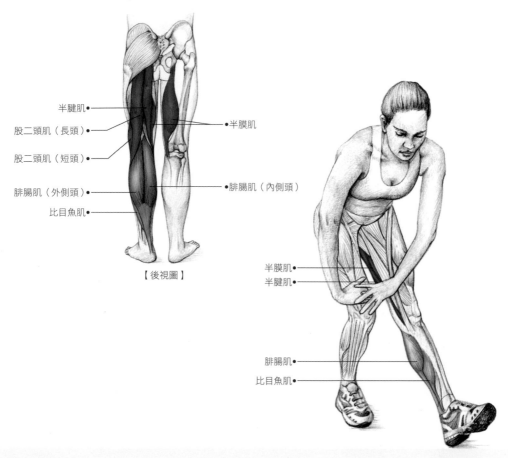

【後視圖】

半腱肌
股二頭肌（長頭）
股二頭肌（短頭）
腓腸肌（外側頭）
比目魚肌

半膜肌
腓腸肌（內側頭）

半膜肌
半腱肌

腓腸肌
比目魚肌

站姿腳趾朝上的腿後肌拉筋操

▋步驟

採站姿，一腳（圖示為左腳）在前，曲膝的腳在後。左腳的腳趾朝上，讓上半身往前傾。保持背部平直，雙手搭在彎曲的膝蓋上。

▋伸展的肌群

- 主要肌群：半膜肌、半腱肌、股二頭肌。
- 次要肌群：腓腸肌、比目魚肌。

動作訣竅

透過保持背部平直，以及屈曲腳踝來保持腳趾朝上，可調整拉筋強度。

- 有助於修復哪些運動傷害：
  下背部肌肉拉傷、下背部韌帶扭傷、腿後肌拉傷、小腿肌拉傷。
- 對哪些運動有幫助：
  籃球、籃網球、自行車、健行、隔宿健行、登山、定向越野運動、冰上曲棍球、草地曲棍球、溜冰、溜滑輪、溜直排輪、武術、賽跑、徑賽項目、越野賽跑、美式足球、足球、橄欖球、滑雪、滑水、衝浪、健走、競走、摔角。

▶可以配合練習的其他拉筋操：編號G04

站姿抬腿的腿後肌拉筋操

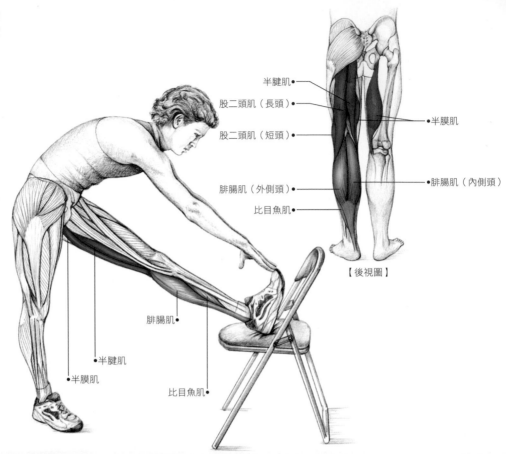

半腱肌

股二頭肌（長頭）

股二頭肌（短頭）

半膜肌

腓腸肌（外側頭）

比目魚肌

腓腸肌（內側頭）

【後視圖】

腓腸肌

半腱肌

半膜肌

比目魚肌

▌ 步驟

採站姿，一腳擱在穩固的東西上。伸直抬高的腿，腳趾朝天。接著身體前傾，同時保持背部平直。

▌ 伸展的肌群

• 主要肌群：半膜肌、半腱肌、股二頭肌。
• 次要肌群：腓腸肌、比目魚肌。

動作訣竅

透過保持背部平直及調整身體前傾的程度，可調整拉筋強度。

• 有助於修復哪些運動傷害：
  下背部肌肉拉傷、下背部韌帶扭傷、腿後肌拉傷、小腿肌拉傷。
• 對哪些運動有幫助：
  籃球、籃網球、自行車、健行、隔宿健行、登山、定向越野運動、冰上曲棍球、草地曲棍球、溜冰、溜滑輪、溜直排輪、武術、賽跑、徑賽項目、越野賽跑、美式足球、足球、橄欖球、滑雪、滑水、衝浪、健走、競走、摔角。

▶ 可以配合練習的其他拉筋操：編號G01

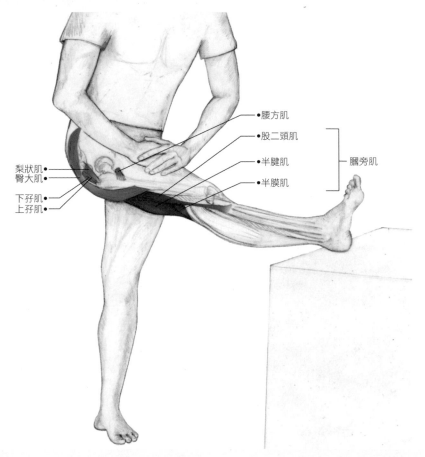

內八站姿抬腿的腿後肌拉筋操

梨狀肌•
臀大肌•
下孖肌•
上孖肌•

•腰方肌
•股二頭肌
•半腱肌
•半膜肌

— 膕旁肌

步驟

採站姿，並將一腳抬起放在穩固的東西上。伸直抬起的腿，腳趾朝天。接著將另一腳轉為內八，身體前傾，同時保持背部平直。

伸展的肌群

- 主要肌群：半膜肌、半腱肌、股二頭肌。
- 次要肌群：臀大肌、上孖肌、下孖肌、腰方肌、梨狀肌。

動作訣竅

這個動作可能會對髖部深層的旋轉肌造成較大的負擔，可以透過保持背部平直及調整身體前傾的程度，來控制伸展強度。

> - 有助於修復哪些運動傷害：
>   下背部肌肉拉傷、下背部韌帶扭傷、腿後肌拉傷、小腿肌拉傷。
> - 對哪些運動有幫助：
>   籃球、籃網球、自行車、健行、隔宿健行，登山、定向越野運動、冰上曲棍球、草地曲棍球、溜冰、溜滑輪、溜直排輪、武術、賽跑、徑賽項目、越野賽跑、美式足球、足球、橄欖球、滑雪、滑水、衝浪、健走、競走、摔角。

▶ 可以配合練習的其他拉筋操：編號G11、E01

坐姿拉單腳的腿後肌拉筋操

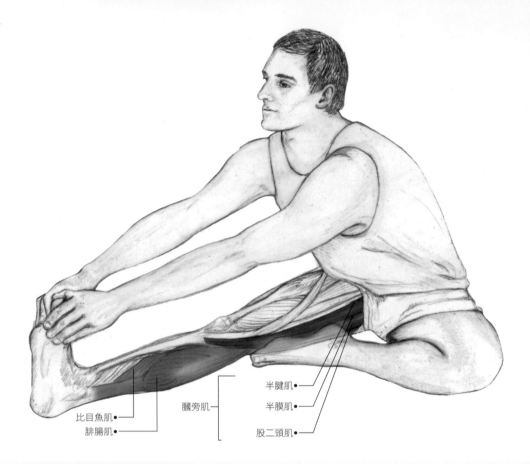

半腱肌●
半膜肌●
膕旁肌
比目魚肌●
腓腸肌●
股二頭肌●

▌步驟

採坐姿，一腳往前伸直，腳趾朝天。另一腳往內彎到伸直腳的膝蓋旁。然後頭部往前傾，雙手往伸直腳的腳趾方向伸展。

▌伸展的肌群

- 主要肌群：半膜肌、半腱肌、股二頭肌。
- 次要肌群：腓腸肌、比目魚肌。

動作訣竅

這個拉筋動作的重點是腳趾朝上。如果腳趾朝向側邊會讓腿後肌受力不平均，長久下來會造成肌肉失衡。

- 有助於修復哪些運動傷害：

  下背部肌肉拉傷、下背部韌帶扭傷、腿後肌拉傷、小腿肌拉傷。

- 對哪些運動有幫助：

  籃球、籃網球、自行車、健行、隔宿健行、登山、定向越野運動、冰上曲棍球、草地曲棍球、溜冰、溜滑輪、溜直排輪、武術、賽跑、徑賽項目、越野賽跑、美式足球、足球、橄欖球、滑雪、滑水、衝浪、健走、競走、摔角。

▶ 可以配合練習的其他拉筋操：編號G09

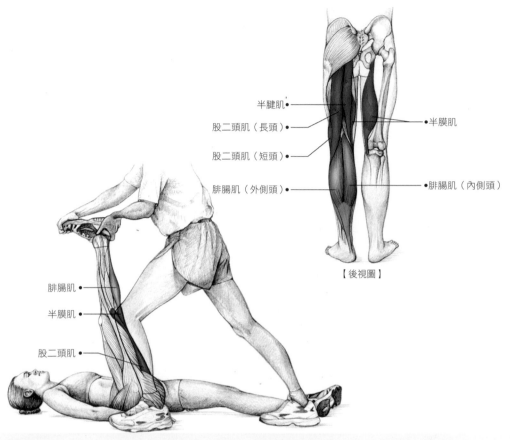

半腱肌
股二頭肌（長頭）
股二頭肌（短頭）
腓腸肌（外側頭）

半膜肌
腓腸肌（內側頭）

【後視圖】

腓腸肌
半膜肌
股二頭肌

有同伴幫忙的仰躺式腿後肌拉筋操

步驟

身體仰躺，雙腿平放在地上。請同伴幫你抬高一腳，在背部感覺舒服的範圍內，可盡量抬高。抬高腳的腳趾一定要朝向正後方。

伸展的肌群

• 主要肌群：半膜肌、半腱肌、股二頭肌。
• 次要肌群：腓腸肌。

動作訣竅

慎選同伴。要安全地做對這個拉筋操，有賴於同伴的協助，因此兩人要全程保持良好的溝通。

• 有助於修復哪些運動傷害：
　下背部肌肉拉傷、下背部韌帶扭傷、腿後肌拉傷、小腿肌拉傷。
• 對哪些運動有幫助：
　籃球、籃網球、自行車、健行、隔宿健行、登山、定向越野運動、冰上曲棍球、草地曲棍球、溜冰、溜滑輪、溜直排輪、武術、賽跑、徑賽項目、越野賽跑、美式足球、足球、橄欖球、滑雪、滑水、衝浪、健走、競走、摔角。

▶可以配合練習的其他拉筋操：編號G04

仰躺式單腿曲膝的腿後肌拉筋操

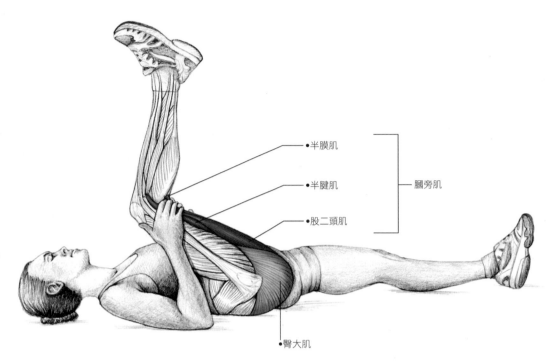

- •半膜肌
- •半腱肌 } 膕旁肌
- •股二頭肌
- •臀大肌

步驟

身體仰躺，一腳略微曲膝，將另一腳的膝蓋拉向胸部，然後謹慎緩慢地伸直抬高的腳。

伸展的肌群

- 主要肌群：半膜肌、半腱肌、股二頭肌。
- 次要肌群：臀大肌。

動作訣竅

大腿盡量維持靜止不動，可以透過調整伸直膝蓋的程度，來控制伸展強度。

- 有助於修復哪些運動傷害：
  下背部肌肉拉傷、下背部韌帶扭傷、腿後肌拉傷。
- 對哪些運動有幫助：
  籃球、籃網球、自行車、健行、隔宿健行、登山、定向越野運動、冰上曲棍球、草地曲棍球、溜冰、溜滑輪、溜直排輪、武術、賽跑、徑賽項目、越野賽跑、美式足球、足球、橄欖球、滑雪、滑水、衝浪、健走、競走、摔角。

▶ 可以配合練習的其他拉筋操：編號G12

仰躺式伸直腿的腿後肌拉筋操

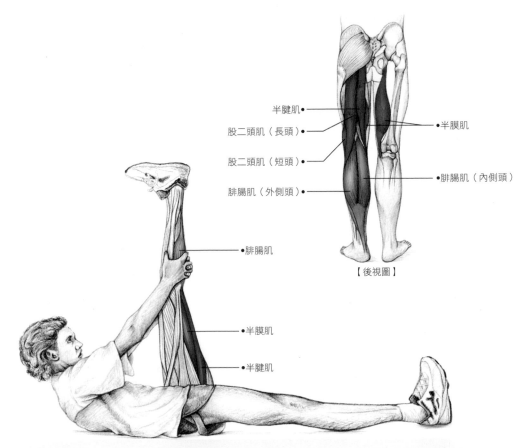

半腱肌

股二頭肌（長頭）

股二頭肌（短頭）

腓腸肌（外側頭）

半膜肌

腓腸肌（內側頭）

腓腸肌

半膜肌

半腱肌

【後視圖】

步驟

身體仰躺，一腳略曲膝，一腳伸直。雙手抬高伸直的腳，並拉近胸膛。

伸展的肌群

- 主要肌群：半膜肌、半腱肌、股二頭肌。
- 次要肌群：腓腸肌。

動作訣竅

這個拉筋動作的重點是腳趾朝上。腳趾如果朝向側邊會讓腿後肌受力不平均，長久下來會造成肌肉失衡。

- 有助於修復哪些運動傷害：
  下背部肌肉拉傷、下背部韌帶扭傷、腿後肌拉傷、小腿肌拉傷。
- 對哪些運動有幫助：
  籃球、籃網球、自行車、健行、隔宿健行、登山、定向越野運動、冰上曲棍球、草地曲棍球、溜冰、溜滑輪、溜直排輪、武術、賽跑、徑賽項目、越野賽跑、美式足球、足球、橄欖球、滑雪、滑水、衝浪、健走、競走、摔角。

▶可以配合練習的其他拉筋操：編號G10

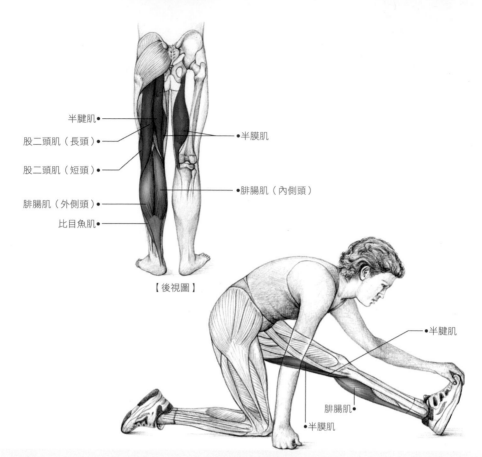

半腱肌•
股二頭肌（長頭）•
股二頭肌（短頭）•
腓腸肌（外側頭）•
比目魚肌•

•半膜肌
•腓腸肌（內側頭）

【後視圖】

•半腱肌

腓腸肌•
半膜肌•

G10
跪姿腳趾朝上的腿後肌拉筋操

▌步驟

單膝跪地，另一腳伸到前方，腳跟著地。保持背部平直，腳趾朝向自己。然後將同側的手伸向腳趾。

▌伸展的肌群

- 主要肌群：半膜肌、半腱肌、股二頭肌。
- 次要肌群：腓腸肌、比目魚肌。

動作訣竅

如果手碰不到腳趾，不用在意。重要的是背部要保持平直，腳趾要朝上。

- 有助於修復哪些運動傷害：

  下背部肌肉拉傷、下背部韌帶扭傷、腿後肌拉傷、小腿肌拉傷。

- 對哪些運動有幫助：

  籃球、籃網球、自行車、健行、登山、隔宿健行、定向越野運動、冰上曲棍球、草地曲棍球、溜冰、溜滑輪、溜直排輪、武術、賽跑、徑賽項目、越野賽跑、美式足球、足球、橄欖球、滑雪、滑水、衝浪、健走、競走、摔角。

▶ 可以配合練習的其他拉筋操：編號G03

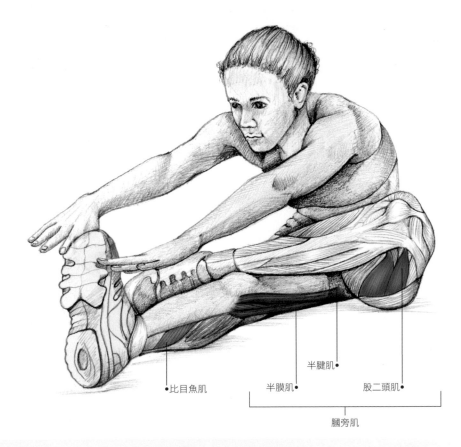

半腱肌 •

•比目魚肌 　　　　半膜肌•　　　　　股二頭肌•

膕旁肌

┃ 步驟

採坐姿，一腳往前伸直，腳趾朝上。另一腳跨放在伸直腳的大腿上。然後身體往前傾，保持背部平直，同時將雙手伸向腳趾。

┃ 伸展的肌群

- 主要肌群：半膜肌、半腱肌、股二頭肌。
- 次要肌群：比目魚肌。

動作訣竅

如果手碰不到腳趾，也不用在意，只要盡量將手往腳趾方向伸展就可以了。

- 有助於修復哪些運動傷害：

  下背部肌肉拉傷、下背部韌帶扭傷、腿後肌拉傷、小腿肌拉傷。

- 對哪些運動有幫助：

  籃球、籃網球、自行車、健行、隔宿健行、登山、定向越野運動、冰上曲棍球、草地曲棍球、溜冰、溜滑輪、溜直排輪、武術、賽跑、徑賽項目、越野賽跑、美式足球、足球、橄欖球、滑雪、滑水、衝浪、健走、競走、摔角。

▶ 可以配合練習的其他拉筋操：編號G07

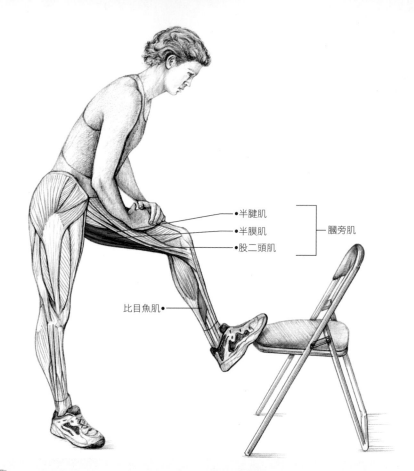

G12 站姿抬腿曲膝的腿後肌拉筋操

半腱肌
半膜肌
股二頭肌
} 膕旁肌

比目魚肌

■ 步驟

採站姿，一腳（圖示為左腳）踏在椅子或其他倚靠物上。左腳膝蓋略彎，讓腳跟垂落在椅子邊緣外面。背部保持平直，然後胸部往大腿方向推進。

■ 伸展的肌群

- 主要肌群：半膜肌、半腱肌、股二頭肌。
- 次要肌群：比目魚肌。

動作訣竅

腳跟往下踩可提高拉筋強度。

- **有助於修復哪些運動傷害：**
  後腿肌拉傷、阿基里斯腱（跟腱）拉傷、阿基里斯腱（跟腱）炎、脛骨內側疼痛症候群（脛骨疼痛、小腿疼痛）。
- **對哪些運動有幫助：**
  籃球、籃網球、自行車、健行、隔宿健行、登山、定向越野運動、冰上曲棍球、草地曲棍球、溜冰、溜滑輪、溜直排輪、武術、賽跑、徑賽項目、越野賽跑、美式足球、足球、橄欖球、滑雪、滑水、衝浪、健走、競走、摔角。

▶ 可以配合練習的其他拉筋操：編號G14

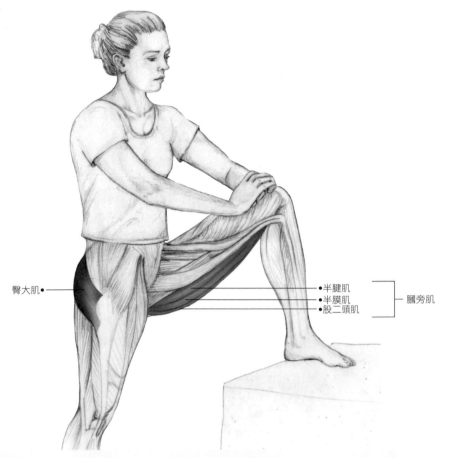

臀大肌 •

• 半腱肌
• 半膜肌
• 股二頭肌

膕旁肌

站姿高抬腿曲膝的腿後拉筋操

▍步驟

採站姿，一腳（圖示為左腳）踏在桌子或其他較高的倚靠物上。彎曲左腳膝蓋，背部保持平直，然後胸部往大腿方向推進。

▍伸展的肌群

- 主要肌群：臀大肌。
- 次要肌群：半膜肌、半腱肌、股二頭肌。

動作訣竅

透過保持背部平直及調整身體前傾的程度，可控制伸展強度。

- **有助於修復哪些運動傷害：**

  下背部肌肉拉傷、下背部韌帶扭傷、腿後肌拉傷。

- **對哪些運動有幫助：**

  籃球、籃網球、自行車、健行、隔宿健行，登山、定向越野運動、冰上曲棍球、草地曲棍球、溜冰、溜滑輪、溜直排輪、武術、賽跑、徑賽項目、越野賽跑、美式足球、足球、橄欖球、滑雪、滑水、衝浪、健走、競走、摔角。

▶ 可以配合練習的其他拉筋操：編號G04、D08

坐姿曲膝扳腳趾的腿後肌拉筋操

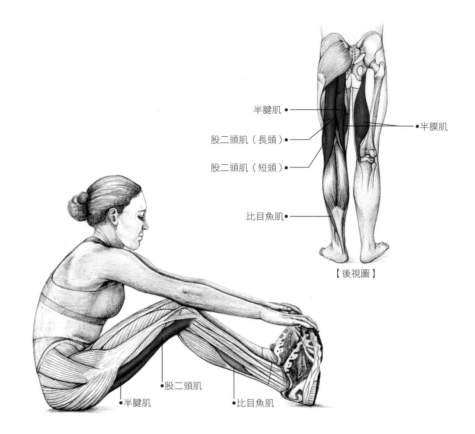

半腱肌
股二頭肌（長頭）
股二頭肌（短頭）
比目魚肌
•半膜肌
【後視圖】

•半腱肌　•股二頭肌　•比目魚肌

步驟

採坐姿，雙膝微彎。雙手分別抓住兩腳腳趾，將腳趾往身體的方向拉。上半身往前傾，背部保持平直。

伸展的肌群

• 主要肌群：半膜肌、半腱肌、股二頭肌。
• 次要肌群：比目魚肌。

動作訣竅

拉雙腳腳趾時，腳趾一定要朝上。如果腳趾朝向側邊會讓腿後肌受力不平均，長久下來會造成肌肉失衡。

• 有助於修復哪些運動傷害：
　後腿肌拉傷、阿基里斯腱（跟腱）拉傷、阿基里斯腱（跟腱）炎、脛骨內側疼痛症候群（脛骨疼痛、小腿疼痛）。
• 對哪些運動有幫助：
　籃球、籃網球、自行車、健行、隔宿健行、登山、定向越野運動、冰上曲棍球、草地曲棍球、溜冰、溜滑輪、溜直排輪、武術、賽跑、徑賽項目、越野賽跑、美式足球、足球、橄欖球、滑雪、滑水、衝浪、健走、競走、摔角。

▶ 可以配合練習的其他拉筋操：編號G08

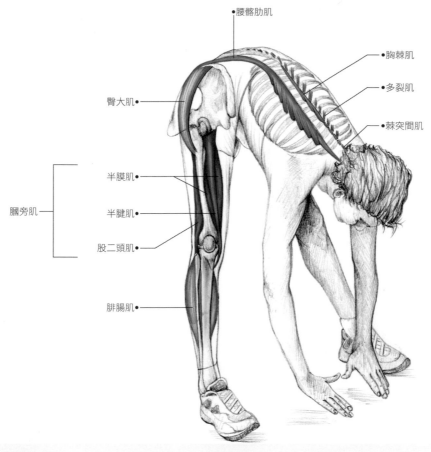

腰髂肋肌

胸棘肌

多裂肌

棘突間肌

臀大肌

半膜肌

半腱肌

膕旁肌

股二頭肌

腓腸肌

▌步驟
採站姿,雙腳打開與肩同寬。上半身往前彎腰,雙手往地面伸展。

▌伸展的肌群
- 主要肌群:半膜肌、半腱肌、股二頭肌。
- 次要肌群:腓腸肌、臀大肌、腰髂肋肌、胸棘肌、棘突間肌、多裂肌。

動作訣竅

這個拉筋動作會讓下背肌肉及膝關節承受很大的壓力,不適用於下背部疼痛或膝關節疼痛的人。

- 有助於修復哪些運動傷害:
  下背部肌肉拉傷、下背部韌帶扭傷、腿後肌拉傷、小腿肌拉傷。
- 對哪些運動有幫助:
  籃球、籃網球、自行車、健行、隔宿健行、登山、定向越野運動、冰上曲棍球、草地曲棍球、溜冰、溜滑輪、溜直排輪、武術、賽跑、徑賽項目、越野賽跑、美式足球、足球、橄欖球、滑雪、滑水、衝浪、健走、競走、摔角。

▶可以配合練習的其他拉筋操:編號G01

|第十章|

內收肌拉筋操

內收肌是在大腿內側的大肌群。它們起自髖骨的下端，往大腿內側延伸，並止於股骨的內側。

恥骨肌是位於最上端的內收肌，其最主要的動作是內收大腿，換句話說，就是把大腿往身體的中線方向移動。股薄肌則是由恥骨聯合向下連接到膝蓋下方的脛骨。股薄肌可作用在膝關節和髖關節上，但力量相對其他內收肌薄弱。

命名中有「內收」兩字的有：內收大肌、內收短肌和內收長肌。它們的走向相似，皆由恥骨前端的位置往下往外至股骨的內側。其中，內收大肌是三者中最大的肌肉，終端幾乎可以覆蓋住大腿整個內緣。

內收肌負責的主要動作是內收髖關節（朝身體的中線方向），另外也可以旋轉髖關節。不同肌肉可旋轉的方向不同，像是恥骨肌和股薄肌可內旋髖關節，而內收短肌和內收大肌則是外旋。在腳處於負重狀態時，所有的內收肌都擔任穩定肌的角色，穩定骨盆。

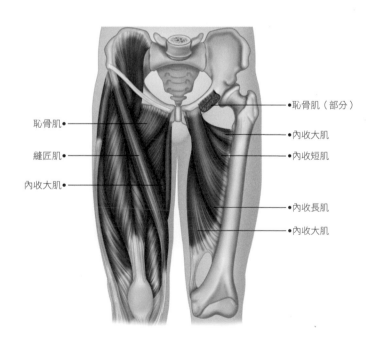

恥骨肌●

縫匠肌●

內收大肌●

●恥骨肌（部分）

●內收大肌

●內收短肌

●內收長肌

●內收大肌

坐姿腳掌相對的內收肌拉筋操

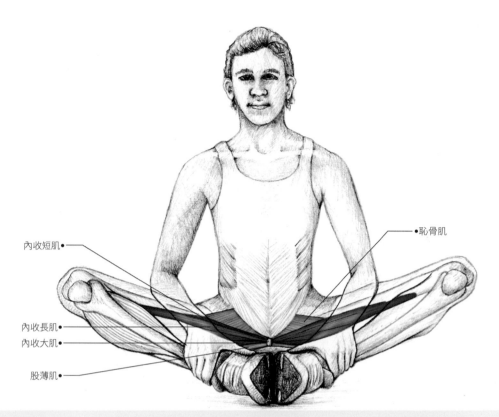

內收短肌●

●恥骨肌

內收長肌●

內收大肌●

股薄肌●

▌步驟

採坐姿，腳掌相對併攏，雙腳往鼠蹊部靠近。雙手抓住腳踝，用手肘把膝蓋壓向地面。保持背部挺直。

▌伸展的肌群

- 主要肌群：內收長肌、內收短肌、內收大肌。
- 次要肌群：股薄肌、恥骨肌。

動作訣竅

保持背部平直，靠手肘控制拉筋強度。

- **有助於修復哪些運動傷害：**
  骨盆帶的撕裂性骨折、鼠蹊部肌肉拉傷、恥骨炎、梨狀肌症候群、內收肌肌腱炎、大轉子滑囊炎。
- **對哪些運動有幫助：**
  籃球、籃網球、自行車、健行、隔宿健行、登山、定向越野運動、冰上曲棍球、草地曲棍球、溜冰、溜滑輪、溜直排輪、武術、賽跑、徑賽項目、越野賽跑、美式足球、足球、橄欖球、滑雪、滑水、衝浪、健走、競走、摔角。

▶可以配合練習的其他拉筋操：編號E08

H02

跨馬步的內收肌拉筋操

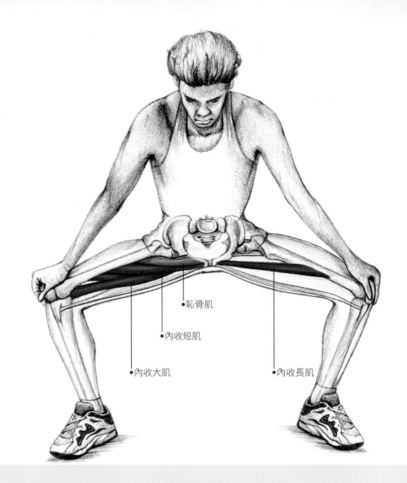

恥骨肌
內收短肌
內收大肌
內收長肌

▋ **步驟**

採站姿，雙腳跨開，腳趾朝外。曲膝，上半身往前傾，用雙手把膝蓋往外推。

▋ **伸展的肌群**

- 主要肌群：內收長肌、內收短肌、內收大肌。
- 次要肌群：恥骨肌。

動作訣竅

要維持這個姿勢一段時間，需要股四頭肌相當的肌耐力。當大腿開始感到無力時，就可停下休息，不必勉強。

- 有助於修復哪些運動傷害：
  骨盆帶的撕裂性骨折、鼠蹊部肌肉拉傷、恥骨炎、梨狀肌症候群、內收肌肌腱炎、大轉子滑囊炎。
- 對哪些運動有幫助：
  籃球、籃網球、自行車、健行、隔宿健行、登山、定向越野運動、冰上曲棍球、草地曲棍球、溜冰、溜滑輪、溜直排輪、武術、賽跑、徑賽項目、越野賽跑、美式足球、足球、橄欖球、滑雪、滑水、衝浪、健走、競走、摔角。

▶可以配合練習的其他拉筋操：編號H07

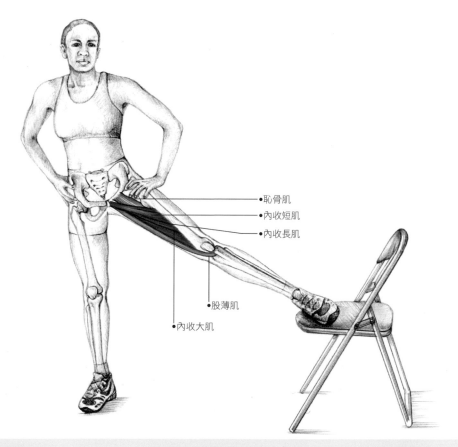

恥骨肌
內收短肌
內收長肌
股薄肌
內收大肌

▍步驟

身體站直，一腳（圖示為左腳）抬向側邊，把腳放在椅子等較高的物體上，腳趾朝前。慢慢將右腳往遠離椅子的方向移動。

▍伸展的肌群

- 主要肌群：內收長肌、內收短肌、內收大肌。
- 次要肌群：股薄肌、恥骨肌。

動作訣竅

1.透過調高椅子等墊高物的高度，可以提高拉筋強度。
2.視個人需要，手可扶靠穩固的東西來保持平衡。

- **有助於修復哪些運動傷害：**
  骨盆帶的撕裂性骨折、鼠蹊部肌肉拉傷、恥骨炎、梨狀肌症候群、內收肌肌腱炎、大轉子滑囊炎。
- **對哪些運動有幫助：**
  籃球、籃網球、自行車、健行、隔宿健行、登山、定向越野運動、冰上曲棍球、草地曲棍球、溜冰、溜滑輪、溜直排輪、武術、賽跑、徑賽項目、越野賽跑、美式足球、足球、橄欖球、滑雪、滑水、衝浪、健走、競走、摔角。

▶可以配合練習的其他拉筋操：編號H01

跪姿單腿外開的內收肌拉筋操

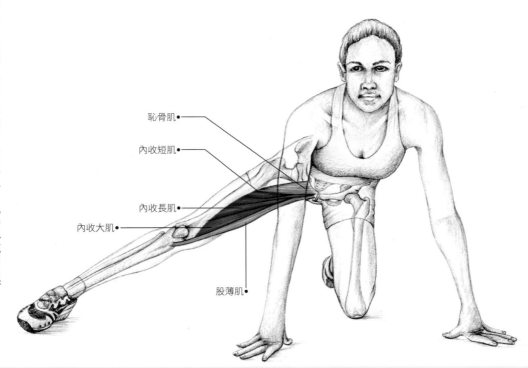

恥骨肌

內收短肌

內收長肌

內收大肌

股薄肌

▌步驟

採單腳跪姿，另一腳往外側伸，且腳趾朝前。雙手撐地，接著慢慢地將外側的腿進一步向外伸展。

▌伸展的肌群

- 主要肌群：內收長肌、內收短肌、內收大肌。
- 次要肌群：股薄肌、恥骨肌。

動作訣竅

視個人需要，可以拿毛巾或墊子墊在膝蓋下，會比較舒服。

- 有助於修復哪些運動傷害：
  骨盆帶的撕裂性骨折、鼠蹊部肌肉拉傷、恥骨炎、梨狀肌症候群、內收肌肌腱炎、大轉子滑囊炎。
- 對哪些運動有幫助：
  籃球、籃網球、自行車、健行、隔宿健行、登山、定向越野運動、冰上曲棍球、草地曲棍球、溜冰、溜滑輪、溜直排輪、武術、賽跑、徑賽項目、越野賽跑、美式足球、足球、橄欖球、滑雪、滑水、衝浪、健走、競走、摔角。

▶可以配合練習的其他拉筋操：編號H05

蹲姿單腿外開的內收肌拉筋操

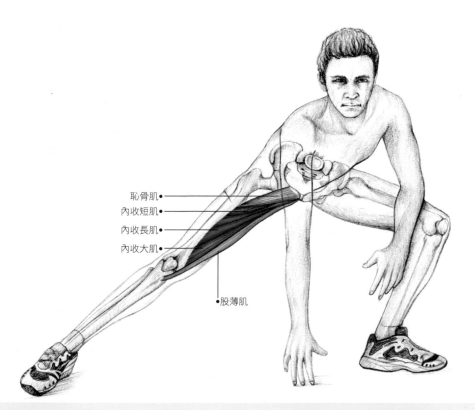

恥骨肌
內收短肌
內收長肌
內收大肌

股薄肌

步驟

採站姿,雙腳跨開,一腳伸直,腳趾朝前;另一腳曲膝,腳趾朝向側邊。將身體往下壓,放低鼠蹊部,同時把手靠在彎曲的膝蓋或地面。

伸展的肌群

- 主要肌群:內收長肌、內收短肌、內收大肌。
- 次要肌群:股薄肌、恥骨肌。

動作訣竅

可透過放低上半身,來提高拉筋強度。

- 有助於修復哪些運動傷害:
  骨盆帶的撕裂性骨折、鼠蹊部肌肉拉傷、恥骨炎、梨狀肌症候群、內收肌肌腱炎、大轉子滑囊炎。
- 對哪些運動有幫助:
  籃球、籃網球、自行車、健行、隔宿健行、登山、定向越野運動、冰上曲棍球、草地曲棍球、溜冰、溜滑輪、溜直排輪、武術、賽跑、徑賽項目、越野賽跑、美式足球、足球、橄欖球、滑雪、滑水、衝浪、健走、競走、摔角。

▶ 可以配合練習的其他拉筋操:編號H04

俯臥跪姿內收肌拉筋操

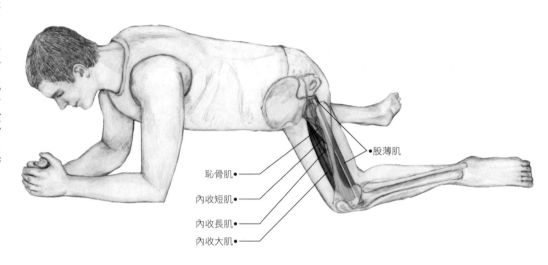

恥骨肌●

內收短肌●

內收長肌●

內收大肌●

●股薄肌

▌步驟
採跪姿，臉朝下，雙膝和腳趾朝外打開。接著上半身往前傾，把膝蓋往外推。

▌伸展的肌群
- 主要肌群：內收長肌、內收短肌、內收大肌。
- 次要肌群：股薄肌、恥骨肌。

動作訣竅
讓身體更貼近地面，可以提高伸展強度。

- **有助於修復哪些運動傷害：**
  骨盆帶的撕裂性骨折、鼠蹊部肌肉拉傷、恥骨炎、梨狀肌症候群、內收肌肌腱炎、大轉子滑囊炎。
- **對哪些運動有幫助：**
  籃球、籃網球、自行車、健行、隔宿健行、登山、定向越野運動、冰上曲棍球、草地曲棍球、溜冰、溜滑輪、溜直排輪、武術、賽跑、徑賽項目、越野賽跑、美式足球、足球、橄欖球、滑雪、滑水、衝浪、健走、競走、摔角。

▶可以配合練習的其他拉筋操：編號H01、H03

坐姿雙腿大開的內收肌拉筋操

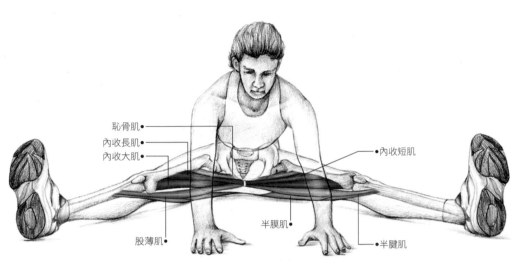

恥骨肌
內收長肌
內收大肌

內收短肌

半膜肌

股薄肌

半腱肌

步驟

採坐姿，兩腿盡量張開。背部保持平直，上半身往前傾。

伸展的肌群

- 主要肌群：內收長肌、內收短肌、內收大肌。
- 次要肌群：股薄肌、恥骨肌、半膜肌、半腱肌。

動作訣竅

雙腿張得愈開，拉筋強度愈強。

- **有助於修復哪些運動傷害：**
  骨盆帶的撕裂性骨折、鼠蹊部肌肉拉傷、恥骨炎、梨狀肌症候群、內收肌肌腱炎、大轉子滑囊炎、後腿肌拉傷。
- **對哪些運動有幫助：**
  籃球、籃網球、自行車、健行、隔宿健行、登山、定向越野運動、冰上曲棍球、草地曲棍球、溜冰、溜滑輪、溜直排輪、武術、賽跑、徑賽項目、越野賽跑、美式足球、足球、橄欖球、滑雪、滑水、衝浪、健走、競走、摔角。

▶可以配合練習的其他拉筋操：編號H05

H08

站姿雙腿大開的內收肌拉筋操

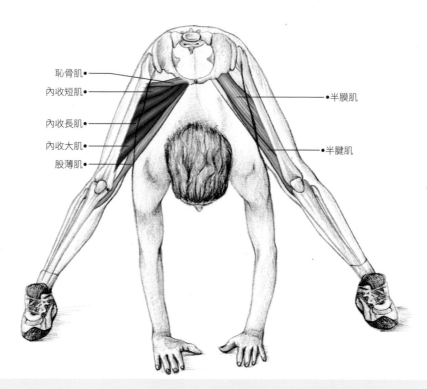

恥骨肌●
內收短肌●
內收長肌●
內收大肌●
股薄肌●
●半膜肌
●半腱肌

步驟

採站姿，雙腳跨開，腳趾朝前。上半身往前傾，雙手往地面伸展。

伸展的肌群

- 主要肌群：內收長肌、內收短肌、內收大肌。
- 次要肌群：股薄肌、恥骨肌、半膜肌、半腱肌。

動作訣竅

這個拉筋動作會讓下背部肌肉及膝關節承受很大的壓力，不適用下背部疼痛及膝關節疼痛的人。

- 有助於修復哪些運動傷害：

  骨盆帶的撕裂性骨折、鼠蹊部肌肉拉傷、恥骨炎、梨狀肌症候群、內收肌肌腱炎、大轉子滑囊炎、後腿肌拉傷。

- 對哪些運動有幫助：

  籃球、籃網球、自行車、健行、隔宿健行、登山、定向越野運動、冰上曲棍球、草地曲棍球、溜冰、溜滑輪、溜直排輪、武術、賽跑、徑賽項目、越野賽跑、美式足球、足球、橄欖球、滑雪、滑水、衝浪、健走、競走、摔角。

▶可以配合練習的其他拉筋操：編號H03

Spinalis capitis

Semispinalis capitis

Longissimus capitis

Semispinalis
cervicis

Longissimus capitis

Levator scapula

Semispinalis

Semispin

Long
cervi

Longissimus
cervicis

R
m

Spinalis
thoracis

Splenius capitis

Posterior view.

Splenius cervicis

S
th

| 第十一章 |

外展肌拉筋操

外展肌群位在大腿和髖部的外側。它們起自髖骨的外側邊，一路沿著大腿下行至脛骨外側。其主要負責的動作是外展（遠離身體中線的方向）以及內旋髖關節。

臀中肌絕大部分覆蓋在臀大肌底下，一部分會露出於臀大肌和闊筋膜張肌的交界處。在行走時，臀中肌和臀小肌可以避免未負重腳那一側的骨盆過度下墜。而緊繃的臀中肌會讓骨盆失衡，可能導致髖部、下背和膝蓋疼痛。

臀小肌的位置在臀中肌底下，所以有點不容易被辨識。如同其名稱所述，臀小肌是臀部肌群中最小的肌肉。和臀中肌一樣，當臀小肌過度緊繃時，也會致使骨盆失衡。

闊筋膜張肌在臀大肌的前方，是你維持單腿站姿時使骨盆和膝關節穩定的表淺肌肉。另外，闊筋膜張肌也幫助髖關節執行的屈曲動作。

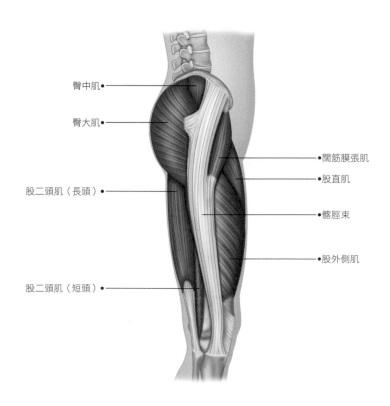

臀中肌

臀大肌

股二頭肌（長頭）

股二頭肌（短頭）

闊筋膜張肌

股直肌

髂脛束

股外側肌

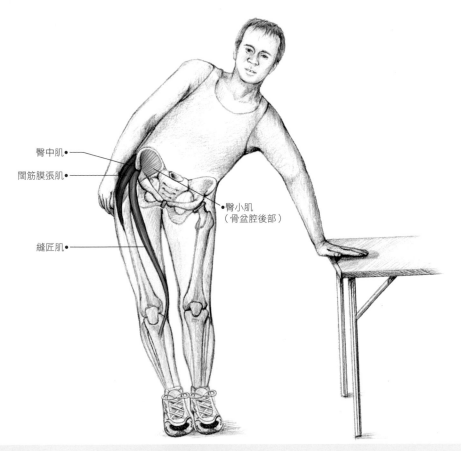

臀中肌

闊筋膜張肌

臀小肌
（骨盆腔後部）

縫匠肌

步驟

雙腳併攏，站在牆面或桌子旁邊，側著上半身傾向牆面或桌面，同時把髖部往反方向推出去。同時外側腳要保持伸直，而內側腳微彎。

伸展的肌群

- 主要肌群：闊筋膜張肌、臀中肌、臀小肌。
- 次要肌群：縫匠肌。

動作訣竅

這個拉筋動作的重點是上半身不要往前傾。上半身要保持平直，並把注意力放在把髖部往外推。

- 有助於修復哪些運動傷害：
  大轉子滑囊炎、髂脛束症候群。
- 對哪些運動有幫助：
  籃球、籃網球、自行車、健行、隔宿健行、登山、定向越野運動、冰上曲棍球、草地曲棍球、溜冰、溜滑輪、溜直排輪、武術、賽跑、徑賽項目、越野賽跑、美式足球、足球、橄欖球、滑雪、滑水、衝浪、健走、競走、摔角。

▶ 可以配合練習的其他拉筋操：編號107

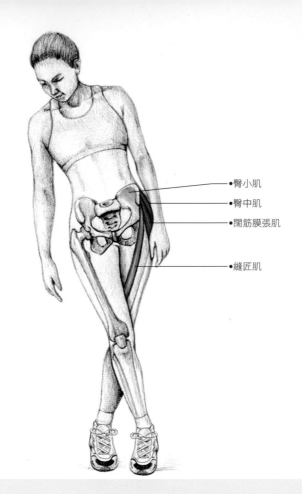

I02
雙腳交叉站立的外展肌拉筋操

• 臀小肌
• 臀中肌
• 闊筋膜張肌

• 縫匠肌

▌步驟

身體站直，雙腳交叉，接著讓上半身傾向後側腿的方向。

▌伸展的肌群

- 主要肌群：闊筋膜張肌、臀中肌、臀小肌。
- 次要肌群：縫匠肌。

動作訣竅

視個人需要，手可以扶靠東西以保持平衡，如此一來就可更專注在拉筋動作上，不必擔心因重心不穩而摔倒。

- 有助於修復哪些運動傷害：
  大轉子滑囊炎、髂脛束症候群。
- 對哪些運動有幫助：
  籃球、籃網球、自行車、健行、隔宿健行、登山、定向越野運動、冰上曲棍球、草地曲棍球、溜冰、溜滑輪、溜直排輪、武術、賽跑、徑賽項目、越野賽跑、美式足球、足球、橄欖球、滑雪、滑水、衝浪、健走、競走、摔角。

▶ 可以配合練習的其他拉筋操：編號D21

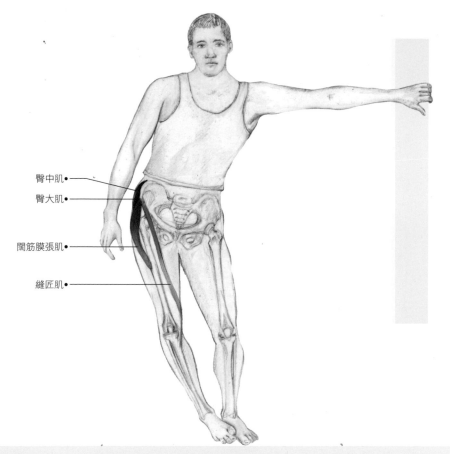

臀中肌●

臀大肌●

闊筋膜張肌●

縫匠肌●

▌**步驟**

站在柱子或門框旁邊，一手扶著柱子。雙腳併攏，把髖部推離柱子的方向。同時，外側腿保持伸直，而內側腿微彎。

▌**伸展的肌群**

- 主要肌群：闊筋膜張肌、臀中肌、臀小肌。
- 次要肌群：縫匠肌。

動作訣竅

這個拉筋動作的重點是上半身不要往前傾。上半身要保持平直，並把注意力放在把髖部往外推。

- **有助於修復哪些運動傷害：**
  大轉子滑囊炎、髂脛束症候群。
- **對哪些運動有幫助：**
  籃球、籃網球、自行車、健行、隔宿健行、登山、定向越野運動、冰上曲棍球、草地曲棍球、溜冰、溜滑輪、溜直排輪、武術、賽跑、徑賽項目、越野賽跑、美式足球、足球、橄欖球、滑雪、滑水、衝浪、健走、競走、摔角。

▶可以配合練習的其他拉筋操：編號I04

I04

站姿跨腿的外展肌拉筋操

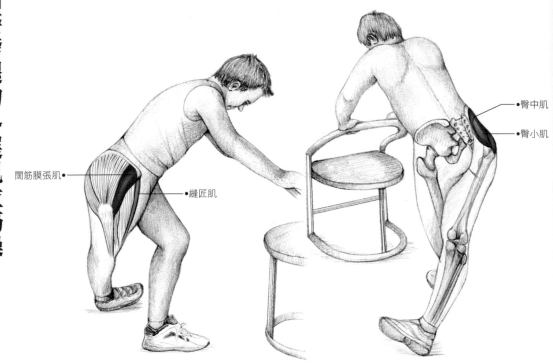

闊筋膜張肌•

•縫匠肌

•臀中肌

•臀小肌

▎步驟

採站姿，上半身前傾，雙手扶著椅子以保持平衡。一腳伸直（圖示為右腳）跨到另一腳後方，朝向遠離身體的對側方向，接著慢慢彎曲前腳（圖示為左腳）來放低身體。

▎伸展的肌群

- 主要肌群：闊筋膜張肌、臀中肌、臀小肌。
- 次要肌群：縫匠肌。

動作訣竅

透過曲膝的那隻腳來慢慢放低身體，可調整拉筋強度。

- 有助於修復哪些運動傷害：
  大轉子滑囊炎、髂脛束症候群。
- 對哪些運動有幫助：
  籃球、籃網球、自行車、健行、隔宿健行、登山、定向越野運動、冰上曲棍球、草地曲棍球、溜冰、溜滑輪、溜直排輪、武術、賽跑、徑賽項目、越野賽跑、美式足球、足球、橄欖球、滑雪、滑水、衝浪、健走、競走、摔角。

▶可以配合練習的其他拉筋操：編號I02

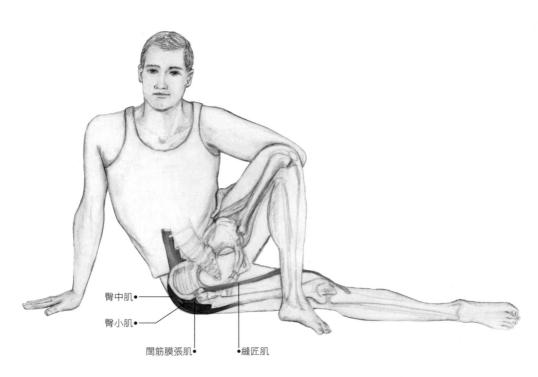

臀中肌●

臀小肌●

闊筋膜張肌● ●縫匠肌

▌步驟

側坐在地面上，彎曲上側的腿，並跨過側躺腿的膝蓋。用手臂撐著身體，同時使髖部維持在地面。

▌伸展的肌群

- 主要肌群：闊筋膜張肌、臀中肌、臀小肌。
- 次要肌群：縫匠肌、腰方肌。

動作訣竅

抬高身體或放低髖部，可以增加拉筋的強度。

- 有助於修復哪些運動傷害：
  大轉子滑囊炎、髂脛束症候群。
- 對哪些運動有幫助：
  籃球、籃網球、自行車、健行、隔宿健行、登山、定向越野運動、冰上曲棍球、草地曲棍球、溜冰、溜滑輪、溜直排輪、武術、賽跑、徑賽項目、越野賽跑、美式足球、足球、橄欖球、滑雪、滑水、衝浪、健走、競走、摔角。

▶可以配合練習的其他拉筋操：編號I02、I04

抗力球側姿跨腿的外展肌拉筋操

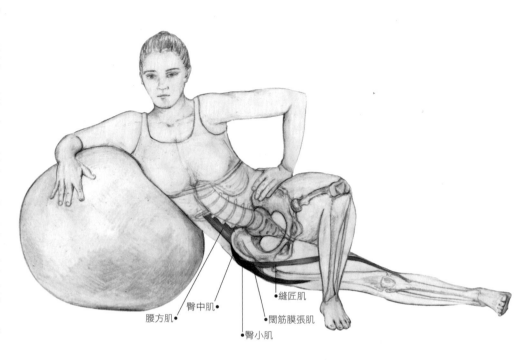

腰方肌
臀中肌
縫匠肌
闊筋膜張肌
臀小肌

▎步驟

側躺在抗力球上,將靠近地面的側躺腿伸直,接著彎曲上側的腿,並跨過側躺腿的膝蓋,然後將髖部推向地面。

▎伸展的肌群

- 主要肌群:闊筋膜張肌、臀中肌、臀小肌。
- 次要肌群:縫匠肌、腰方肌。

動作訣竅

1. 這個拉筋動作的重點是上半身不要往前傾,而且要保持平直。
2. 可藉由改變身體的直立狀態和髖部放低的程度,來調整伸展強度。

- 有助於修復哪些運動傷害:
  大轉子滑囊炎、髂脛束症候群。
- 對哪些運動有幫助:
  籃球、籃網球、自行車、健行、隔宿健行、登山、定向越野運動、冰上曲棍球、草地曲棍球、溜冰、溜滑輪、溜直排輪、武術、賽跑、徑賽項目、越野賽跑、美式足球、足球、橄欖球、滑雪、滑水、衝浪、健走、競走、摔角。

▶可以配合練習的其他拉筋操:編號I03、I07

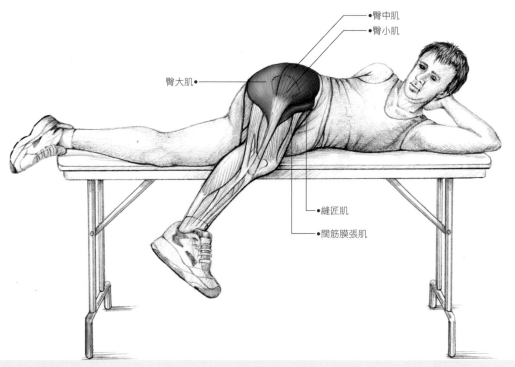

臀中肌

臀小肌

臀大肌

縫匠肌

闊筋膜張肌

步驟

側躺在長椅上。讓上方的腳往前垂落到長椅外。

伸展的肌群

- 主要肌群：闊筋膜張肌、臀中肌、臀小肌。
- 次要肌群：縫匠肌、臀大肌。

動作訣竅

盡量不要讓腳往前垂落太遠，要靠腳本身的重量來伸展。

- 有助於修復哪些運動傷害：

  大轉子滑囊炎、髂脛束症候群。
- 對哪些運動有幫助：

  籃球、籃網球、自行車、健行、隔宿健行、登山、定向越野運動、冰上曲棍球、
  草地曲棍球、溜冰、溜滑輪、溜直排輪、武術、賽跑、徑賽項目、越野賽跑、美
  式足球、足球、橄欖球、滑雪、滑水、衝浪、健走、競走、摔角。

▶可以配合練習的其他拉筋操：編號E09

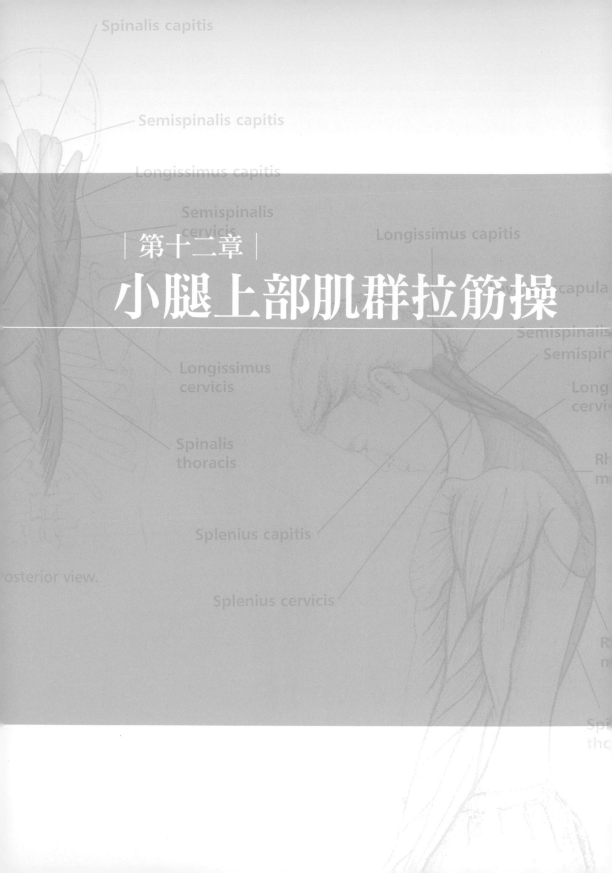

第十二章

小腿上部肌群拉筋操

小腿上部肌群位於小腿後方的膝關節之下，這部分的肌群起自膝關節上方股骨的底端，然後向下延伸至阿基里斯腱。這些肌群主要的功用是進行蹠屈（將腳掌往下踩的動作）以及屈曲膝關節。

雖然蹠肌是一塊小小的、作用力不強的蹠屈肌，但在神經學上，它卻對於調整阿基里斯腱的張力，有著相當重大的作用。蹠肌擁有細長肌腱，結構類似於手掌上的掌長肌。蹠肌也被認為是生物的演化遺跡，以前可能曾是更強壯的蹠屈肌。

腓腸肌位於小腿的表淺處，擁有兩個頭，並且橫跨兩個關節：膝關節與踝關節。一般俗稱的小腿三頭肌，構成了小腿後肌群明顯的輪廓，其中之一就是腓腸肌，另外兩者分別是比目魚肌和蹠肌。與比目魚肌相比，腓腸肌的體積小了許多（在第十三章中，我們將會展示比目魚肌）。腓腸肌除了能像蹠肌一樣蹠屈踝關節，還能輔助膝屈曲，是走路與跑步時所需大量推進力的主要來源。但在爆發性衝刺時，這樣的劇烈活動可能會使阿基里斯腱與腓腸肌產生撕裂傷。所以說，小腿上部肌群真的應該被好好伸展與保養。

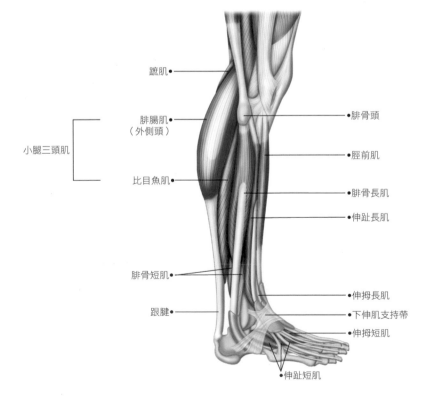

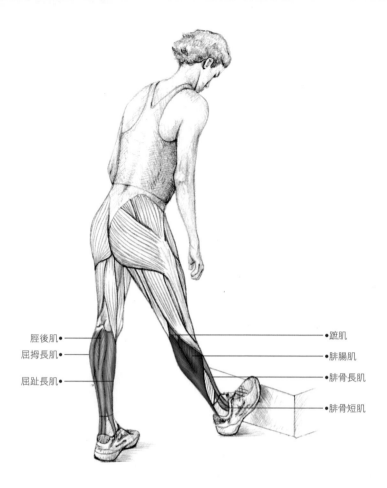

脛後肌 ●
屈拇長肌 ●
屈趾長肌 ●

● 蹠肌
● 腓腸肌
● 腓骨長肌
● 腓骨短肌

▌步驟

身體站直，一腳的腳趾擱在階梯或墊高的物體上。全程腳都要伸直，上半身再往前傾向該側腳趾。

▌伸展的肌群

- 主要肌群：腓腸肌。
- 次要肌群：脛後肌、屈拇長肌、屈趾長肌、腓骨長肌、腓骨短肌、蹠肌。

動作訣竅

透過保持背部平直及傾斜上身，可以調整拉筋強度。

> • 有助於修復哪些運動傷害：
>
> 小腿肌拉傷、阿基里斯腱（跟腱）拉傷、阿基里斯腱（跟腱）炎、脛骨內側疼痛症候群（脛骨疼痛、小腿疼痛）。
>
> • 對哪些運動有幫助：
>
> 籃球、籃網球、拳擊、自行車、健行、隔宿健行，登山、定向越野運動、冰上曲棍球、草地曲棍球、溜冰、溜滑輪、溜直排輪、武術、網球、羽毛球、壁球、賽跑、徑賽項目、越野賽跑、美式足球、足球、橄欖球、滑雪、滑水、衝浪、游泳、健走、競走。

▶ 可以配合練習的其他拉筋操：編號J03

站姿抬腳尖的小腿拉筋操

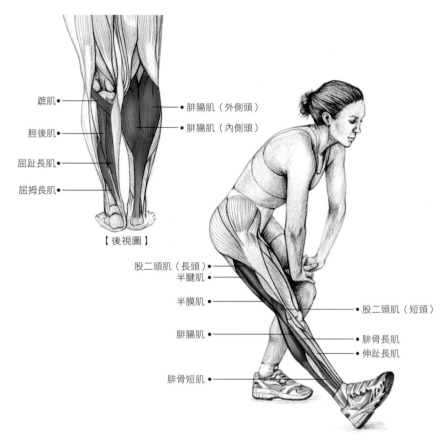

蹠肌 •——
脛後肌 •——
屈趾長肌 •——
屈拇長肌 •——

——• 腓腸肌（外側頭）
——• 腓腸肌（內側頭）

【後視圖】

股二頭肌（長頭）•——
半腱肌 •——
半膜肌 •——
腓腸肌 •——

——• 股二頭肌（短頭）

——• 腓骨長肌
——• 伸趾長肌

腓骨短肌 •——

步驟

採站姿，一腳曲膝，另一腳朝前伸直。前伸腳的腳趾朝向自己，並將上半身往前傾。背部要保持平直，雙手放在彎曲的膝蓋上。

伸展的肌群

- 主要肌群：腓腸肌、半膜肌、半腱肌、股二頭肌。
- 次要肌群：脛後肌、屈拇長肌、屈趾長肌、腓骨長肌、腓骨短肌、蹠肌。

動作訣竅

前伸腳的腳趾一定要朝上。如果腳趾朝向側邊，會讓小腿肌肉受力不平均，長久下來會導致肌肉失衡。

- 有助於修復哪些運動傷害：

  後腿肌拉傷、小腿肌拉傷、阿基里斯腱（跟腱）拉傷、阿基里斯腱（跟腱）炎、脛骨內側疼痛症候群（脛骨疼痛、小腿疼痛）。

- 對哪些運動有幫助：

  籃球、籃網球、拳擊、自行車、健行、隔宿健行、登山、定向越野運動、冰上曲棍球、草地曲棍球、溜冰、溜滑輪、溜直排輪、武術、網球、羽毛球、壁球、賽跑、徑賽項目、越野賽跑、美式足球、足球、橄欖球、滑雪、滑水、衝浪、游泳、健走、競走。

▶ 可以配合練習的其他拉筋操：編號J04

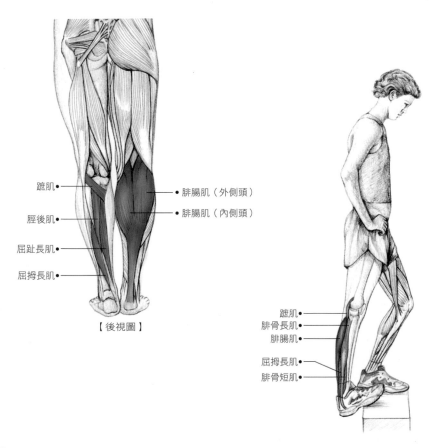

蹠肌•
脛後肌•
屈趾長肌•
屈拇長肌•

•腓腸肌（外側頭）
•腓腸肌（內側頭）

【後視圖】

蹠肌•
腓骨長肌•
腓腸肌•
屈拇長肌•
腓骨短肌•

步驟

站在階梯或墊高的物體上，一腳的腳趾移到階梯邊緣，腳要伸直，然後讓腳跟垂向地面。

伸展的肌群

- 主要肌群：腓腸肌。
- 次要肌群：脛後肌、屈拇長肌、屈趾長肌、腓骨長肌、腓骨短肌、蹠肌。

動作訣竅

這個拉筋動作可能會讓阿基里斯腱（跟腱）承受很大的壓力，請緩緩垂下腳跟來進行伸展。

• 有助於修復哪些運動傷害：

小腿肌拉傷、阿基里斯腱（跟腱）拉傷、阿基里斯腱（跟腱）炎、脛骨內側疼痛症候群（脛骨疼痛、小腿疼痛）。

•對哪些運動有幫助：

籃球、籃網球、拳擊、自行車、健行、隔宿健行、登山、定向越野運動、冰上曲棍球、草地曲棍球、溜冰、溜滑輪、溜直排輪、武術、網球、羽毛球、壁球、賽跑、徑賽項目、越野賽跑、美式足球、足球、橄欖球、滑雪、滑水、衝浪、游泳、健走、競走。

▶可以配合練習的其他拉筋操：編號J02   185

雙側垂踵的小腿拉筋操

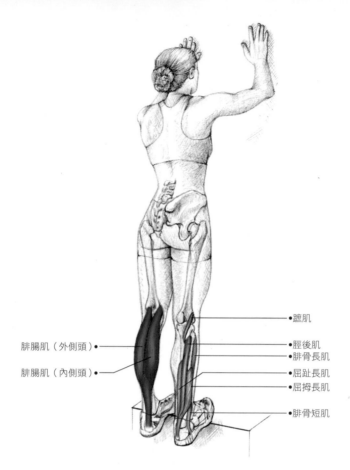

腓腸肌（外側頭）●
腓腸肌（內側頭）●

●蹠肌
●脛後肌
●腓骨長肌
●屈趾長肌
●屈拇長肌
●腓骨短肌

▌步驟

站在階梯或墊高的物體上，雙腳的腳趾移到階梯邊緣，雙腳要伸直。然後讓腳跟垂向地面，同時讓上半身往前傾。

▌伸展的肌群

- 主要肌群：腓腸肌。
- 次要肌群：脛後肌、屈拇長肌、屈趾長肌、腓骨長肌、腓骨短肌、蹠肌。

動作訣竅

利用身體的重量來調整拉筋強度。

- **有助於修復哪些運動傷害：**
  小腿肌拉傷、阿基里斯腱（跟腱）拉傷、阿基里斯腱（跟腱）炎、脛骨內側疼痛症候群（脛骨疼痛、小腿疼痛）。
- **對哪些運動有幫助：**
  籃球、籃網球、拳擊、自行車、健行、隔宿健行、登山、定向越野運動、冰上曲棍球、草地曲棍球、溜冰、溜滑輪、溜直排輪、武術、網球、羽毛球、壁球、賽跑、徑賽項目、越野賽跑、美式足球、足球、橄欖球、滑雪、滑水、衝浪、游泳、健走、競走。

▶ 可以配合練習的其他拉筋操：編號J06

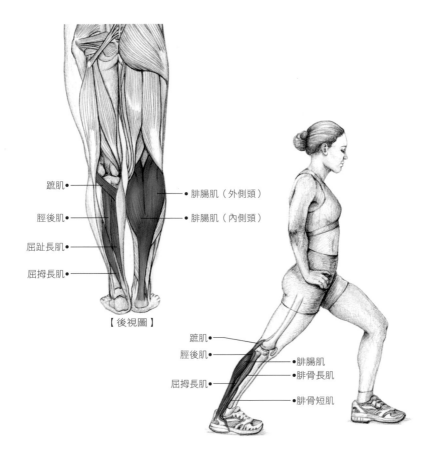

蹠肌

脛後肌

屈趾長肌

屈拇長肌

腓腸肌（外側頭）

腓腸肌（內側頭）

【後視圖】

蹠肌

脛後肌

屈拇長肌

腓腸肌

腓骨長肌

腓骨短肌

步驟

身體站直，一腳往後跨一大步並伸直，同時把腳跟往地面踩。

伸展的肌群

- 主要肌群：腓腸肌。
- 次要肌群：脛後肌、屈拇長肌、屈趾長肌、腓骨長肌、腓骨短肌、蹠肌。

動作訣竅

後伸腳的腳趾一定要朝向前方。如果腳趾朝向側邊，會讓小腿肌肉受力不平均，長久下來會導致肌肉失衡。

> • 有助於修復哪些運動傷害：
>
>   小腿肌拉傷、阿基里斯腱（跟腱）拉傷、阿基里斯腱（跟腱）炎、脛骨內側疼痛症候群（脛骨疼痛、小腿疼痛）。
>
> • 對哪些運動有幫助：
>
>   籃球、籃網球、拳擊、自行車、健行、隔宿健行、登山、定向越野運動、冰上曲棍球、草地曲棍球、溜冰、溜滑輪、溜直排輪、武術、網球、羽毛球、壁球、賽跑、徑賽項目、越野賽跑、美式足球、足球、橄欖球、滑雪、滑水、衝浪、游泳、健走、競走。

▶ 可以配合練習的其他拉筋操：編號J01

推牆腳跟踩地的小腿拉筋操

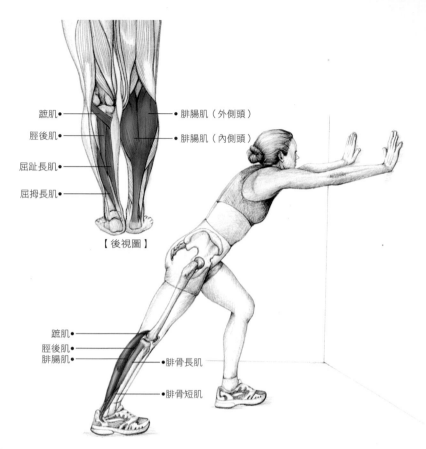

蹠肌
脛後肌
屈趾長肌
屈拇長肌

腓腸肌（外側頭）
腓腸肌（內側頭）

【後視圖】

蹠肌
脛後肌
腓腸肌

腓骨長肌
腓骨短肌

▌步驟

身體靠牆站直，雙手搭在牆上。在覺得舒服的範圍內，一腳盡量往後伸展，兩腳的腳趾都要朝前，而且腳跟要著地。後腳要伸直，然後讓身體傾向牆面。

▌伸展的肌群

- 主要肌群：腓腸肌。
- 次要肌群：脛後肌、屈拇長肌、屈趾長肌、腓骨長肌、腓骨短肌、蹠肌。

動作訣竅

後伸腳的腳趾一定要朝前。如果腳趾朝向側邊，會讓小腿肌肉受力不平均，長久下來會導致肌肉失衡。

> • 有助於修復哪些運動傷害：
>
> 小腿肌拉傷、阿基里斯腱（跟腱）拉傷、阿基里斯腱（跟腱）炎、脛骨內側疼痛症候群（脛骨疼痛、小腿疼痛）。
>
> •對哪些運動有幫助：
>
> 籃球、籃網球、拳擊、自行車、健行、隔宿健行、登山、定向越野運動、冰上曲棍球、草地曲棍球、溜冰、溜滑輪、溜直排輪、武術、網球、羽毛球、壁球、賽跑、徑賽項目、越野賽跑、美式足球、足球、橄欖球、滑雪、滑水、衝浪、游泳、健走、競走。

▶ 可以配合練習的其他拉筋操：編號J02

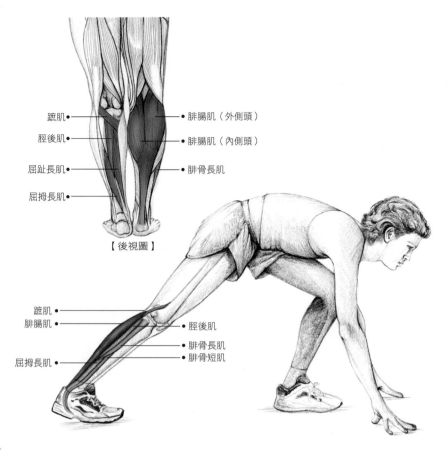

蹠肌 • — • 腓腸肌（外側頭）
脛後肌 • — • 腓腸肌（內側頭）
屈趾長肌 • — • 腓骨長肌
屈拇長肌 •
【後視圖】

蹠肌 •
腓腸肌 • — • 脛後肌
— • 腓骨長肌
屈拇長肌 • — • 腓骨短肌

步驟

身體站直，兩腳一前一後。前腳曲膝，後腳伸直，腳跟踩著地面，再把上半身往前傾。雙手放在前方地面上。

伸展的肌群

- 主要肌群：腓腸肌。
- 次要肌群：脛後肌、屈拇長肌、屈趾長肌、腓骨長肌、腓骨短肌、蹠肌。

動作訣竅

後腳的腳趾一定要朝前。如果腳趾朝向側邊，會讓小腿肌肉受力不平均，長久下來會導致肌肉失衡。

- 有助於修復哪些運動傷害：
  小腿肌拉傷、阿基里斯腱（跟腱）拉傷、阿基里斯腱（跟腱）炎、脛骨內側疼痛症候群（脛骨疼痛、小腿疼痛）。
- 對哪些運動有幫助：
  籃球、籃網球、拳擊、自行車、健行、隔宿健行、登山、定向越野運動、冰上曲棍球、草地曲棍球、溜冰、溜滑輪、溜直排輪、武術、網球、羽毛球、壁球、賽跑、徑賽項目、越野賽跑、美式足球、足球、橄欖球、滑雪、滑水、衝浪、游泳、健走、競走。

▶ 可以配合練習的其他拉筋操：編號J04

189

坐姿腳趾朝上的小腿拉筋操

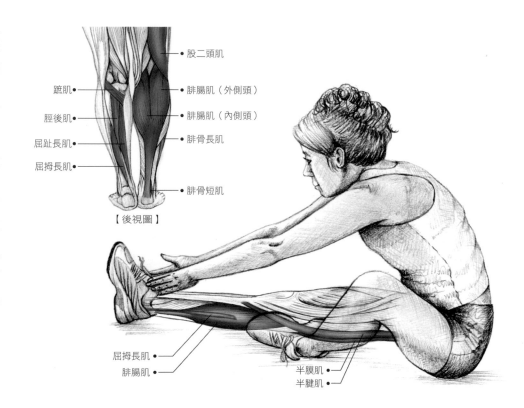

【後視圖】

股二頭肌
腓腸肌（外側頭）
腓腸肌（內側頭）
腓骨長肌
腓骨短肌

蹠肌
脛後肌
屈趾長肌
屈拇長肌

屈拇長肌
腓腸肌

半膜肌
半腱肌

▌步驟

採坐姿，一腳往前伸直，腳趾朝上。上半身往前傾，並將腳趾往身體的方向拉。

▌伸展的肌群

• 主要肌群：腓腸肌、半膜肌、半腱肌、股二頭肌。
• 次要肌群：脛後肌、屈拇長肌、屈趾長肌、腓骨長肌、腓骨短肌、蹠肌。

動作訣竅

如果手碰不到腳趾，就不適合做這個拉筋動作。

• 有助於修復哪些運動傷害：

後腿肌拉傷、小腿肌拉傷、阿基里斯腱（跟腱）拉傷、阿基里斯腱（跟腱）炎、脛骨內側疼痛症候群（脛骨疼痛、小腿疼痛）。

• 對哪些運動有幫助：

籃球、籃網球、拳擊、自行車、健行、隔宿健行、登山、定向越野運動、冰上曲棍球、草地曲棍球、溜冰、溜滑輪、溜直排輪、武術、網球、羽毛球、壁球、賽跑、徑賽項目、越野賽跑、美式足球、足球、橄欖球、滑雪、滑水、衝浪、游泳、健走、競走。

▶ 可以配合練習的其他拉筋操：編號J07

Spinalis capitis

Semispinalis capitis

Longissimus capitis

Semispinalis
cervicis

Longissimus capitis

Levator scapula

Semispinalis

Semispin

Longissimus
cervicis

Long
cervi

Spinalis
thoracis

Splenius capitis

Posterior view

Splenius cervicis

Sp
tho

| 第十三章 |

小腿下部肌群、
阿基里斯腱拉筋操

小腿下部肌群位於小腿後方膝關節之下，這部分的肌群起自膝關節下方的脛骨頂端，然後向下延伸至阿基里斯腱。這些肌群主要的功用是進行蹠屈（將腳掌往下踩的動作）。

腓骨長肌與腓骨短肌構成了小腿下部肌群的側邊，除了能夠進行蹠屈與外翻的功能，還可以保護腳踝，防止腳踝內翻，避免扭傷。另外，腓骨長肌的肌腱，也具有幫助維持外側縱足弓與橫足弓的功能。

屈趾長肌、屈拇長肌和脛後肌，共同構成小腿的深後側腔室。其中，脛後肌是最深層的肌肉，能夠維持整個足弓。而屈拇長肌則負責維持內側縱足弓。

比目魚肌是小腿三頭肌的其中一員，由於形狀類似比目魚而得名。雖然比目魚肌位於腓腸肌的深部，但是比目魚肌碩大的肌纖維不是腓腸肌藏得住的，也就是說，比目魚肌比腓腸肌更寬大。如果經常穿著高跟鞋，將會使得比目魚肌縮短，就會影響到身體的姿勢排列。

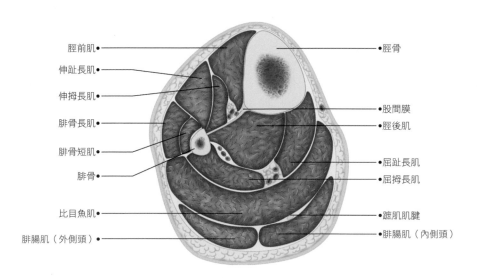

脛前肌
伸趾長肌
伸拇長肌
腓骨長肌
腓骨短肌
腓骨
比目魚肌
腓腸肌（外側頭）

脛骨
股間膜
脛後肌
屈趾長肌
屈拇長肌
蹠肌肌腱
腓腸肌（內側頭）

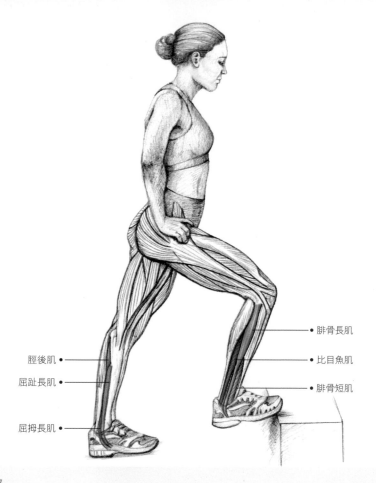

腓骨長肌

比目魚肌

腓骨短肌

脛後肌

屈趾長肌

屈拇長肌

步驟

身體站直，一腳曲膝，腳趾擱在階梯或墊高的物體上，接著上半身往前傾向腳趾。

伸展的肌群

- 主要肌群：比目魚肌。
- 次要肌群：脛後肌、屈拇長肌、屈趾長肌、腓骨長肌、腓骨短肌。

動作訣竅

放鬆小腿肌肉，並讓腳跟往地面踩，可以調整拉筋強度。

- 有助於修復哪些運動傷害：

  小腿肌拉傷、阿基里斯腱（跟腱）拉傷、阿基里斯腱（跟腱）炎、脛骨內側疼痛症候群（脛骨疼痛、小腿疼痛）、脛後肌肌腱炎。

- 對哪些運動有幫助：

  籃球、籃網球、拳擊、自行車、健行、隔宿健行、登山、定向越野運動、冰上曲棍球、草地曲棍球、溜冰、溜滑輪、溜直排輪、武術、網球、羽毛球、壁球、賽跑、徑賽項目、越野賽跑、美式足球、足球、橄欖球、滑雪、滑水、衝浪、游泳、健走、競走。

▶可以配合練習的其他拉筋操：編號K03

單側垂踵的跟腱拉筋操

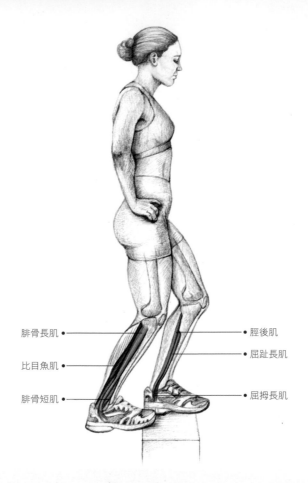

腓骨長肌

比目魚肌

腓骨短肌

脛後肌

屈趾長肌

屈拇長肌

步驟

站在階梯或墊高的物體上，一腳的腳趾移到階梯邊緣，兩腳曲膝，並讓後腳的腳跟垂向地面。

伸展的肌群

- 主要肌群：比目魚肌。
- 次要肌群：脛後肌、屈拇長肌、屈趾長肌、腓骨長肌、腓骨短肌。

動作訣竅

這個拉筋動作可能會讓阿基里斯腱（跟腱）承受很大的壓力，練習時要慢慢垂下腳跟，輕鬆伸展肌群。

- 有助於修復哪些運動傷害：

  小腿肌拉傷、阿基里斯腱（跟腱）拉傷、阿基里斯腱（跟腱）炎、脛骨內側疼痛症候群（脛骨疼痛、小腿疼痛）、脛後肌肌腱炎。

- 對哪些運動有幫助：

  籃球、籃網球、拳擊、自行車、健行、隔宿健行、登山、定向越野運動、冰上曲棍球、草地曲棍球、溜冰、溜滑輪、溜直排輪、武術、網球、羽毛球、壁球、賽跑、徑賽項目、越野賽跑、美式足球、足球、橄欖球、滑雪、滑水、衝浪、游泳、健走、競走。

▶可以配合練習的其他拉筋操：編號K04

站姿腳跟踩地的跟腱拉筋操

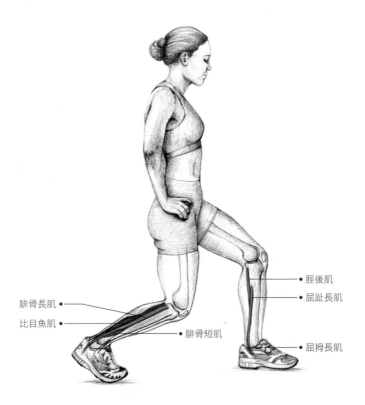

脛後肌

屈趾長肌

腓骨長肌

比目魚肌

腓骨短肌

屈拇長肌

█ 步驟

身體站直，一腳往後跨一大步並曲膝，再將腳跟往地面踩。

█ 伸展的肌群

- 主要肌群：比目魚肌。
- 次要肌群：脛後肌、屈拇長肌、屈趾長肌、腓骨長肌、腓骨短肌。

動作訣竅

1. 後腳的腳趾一定要朝前。如果腳趾朝向側邊，會讓小腿肌肉受力不平均，長久下來會導致肌肉失衡。
2. 可透過放低身體來調整拉筋強度。

- **有助於修復哪些運動傷害：**

  小腿肌拉傷、阿基里斯腱（跟腱）拉傷、阿基里斯腱（跟腱）炎、脛骨內側疼痛症候群（脛骨疼痛、小腿疼痛）、脛後肌肌腱炎。

- **對哪些運動有幫助：**

  籃球、籃網球、拳擊、自行車、健行、隔宿健行、登山、定向越野運動、冰上曲棍球、草地曲棍球、溜冰、溜滑輪、溜直排輪、武術、網球、羽毛球、壁球、賽跑、徑賽項目、越野賽跑、美式足球、足球、橄欖球、滑雪、滑水、衝浪、游泳、健走、競走。

▶ 可以配合練習的其他拉筋操：編號K05

K04

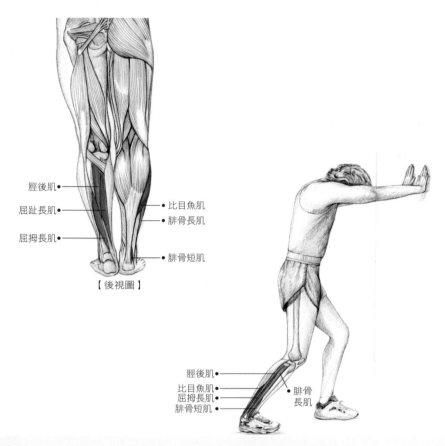

推牆腳跟踩地的跟腱拉筋操

脛後肌
屈趾長肌
屈拇長肌

比目魚肌
腓骨長肌
腓骨短肌

【後視圖】

脛後肌
比目魚肌
屈拇長肌
腓骨短肌

腓骨
長肌

▌步驟
身體靠牆站直，雙手搭在牆上，兩腳一前一後，腳趾一定要朝前，腳跟要著地。後腳曲膝，並讓上半身傾向牆面。

▌伸展的肌群
- 主要肌群：比目魚肌。
- 次要肌群：脛後肌、屈拇長肌、屈趾長肌、腓骨長肌、腓骨短肌。

動作訣竅
1. 後腳的腳趾一定要朝前。如果腳趾朝向側邊，會讓小腿肌肉受力不平均，長久下來會導致肌肉失衡。
2. 可透過放低身體來調整拉筋強度。

- 有助於修復哪些運動傷害：
小腿肌拉傷、阿基里斯腱（跟腱）拉傷、阿基里斯腱（跟腱）炎、脛骨內側疼痛症候群（脛骨疼痛、小腿疼痛）、脛後肌肌腱炎。
- 對哪些運動有幫助：
籃球、籃網球、拳擊、自行車、健行、隔宿健行、登山、定向越野運動、冰上曲棍球、草地曲棍球、溜冰、溜滑輪、溜直排輪、武術、網球、羽毛球、壁球、賽跑、徑賽項目、越野賽跑、美式足球、足球、橄欖球、滑雪、滑水、衝浪、游泳、健走、競走。

▶可以配合練習的其他拉筋操：編號K02

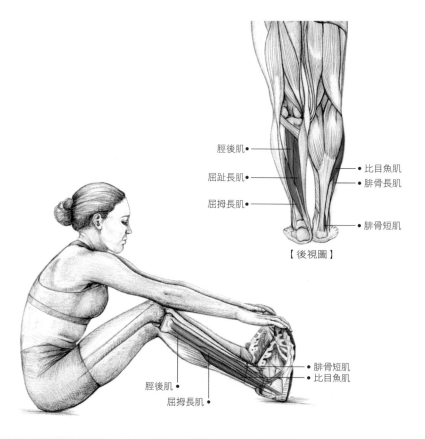

脛後肌
屈趾長肌
屈拇長肌
比目魚肌
腓骨長肌
腓骨短肌

【後視圖】

腓骨短肌
比目魚肌
脛後肌
屈拇長肌

步驟

採坐姿，雙腳平放於身前，然後曲膝。雙手抓住腳趾，往膝蓋方向拉近。

伸展的肌群

- 主要肌群：比目魚肌。
- 次要肌群：脛後肌、屈拇長肌、屈趾長肌、腓骨長肌、腓骨短肌。

動作訣竅

透過腳跟往前推、腳趾往後拉，可以調整拉筋強度。

- 有助於修復哪些運動傷害：

小腿肌拉傷、阿基里斯腱（跟腱）拉傷、阿基里斯腱（跟腱）炎、脛骨內側疼痛症候群（脛骨疼痛、小腿疼痛）、脛後肌肌腱炎。
- 對哪些運動有幫助：

籃球、籃網球、拳擊、自行車、健行、登山、定向越野運動、冰上曲棍球、草地曲棍球、溜冰、溜滑輪、溜直排輪、武術、網球、羽毛球、壁球、賽跑、徑賽項目、越野賽跑、美式足球、足球、橄欖球、滑雪、滑水、衝浪、游泳、健走、競走。

▶可以配合練習的其他拉筋操：編號K01

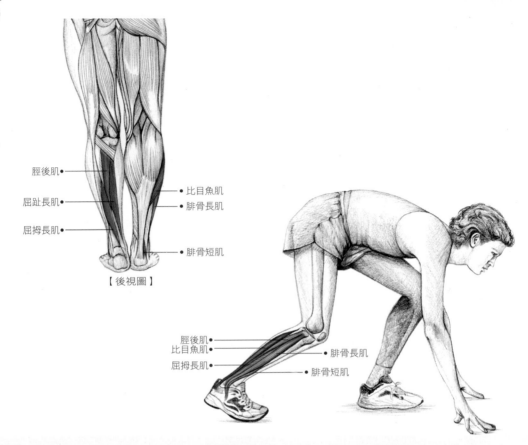

起
跑
式
腳
跟
踩
地
的
跟
腱
拉
筋
操

脛後肌•

屈趾長肌•

屈拇長肌•

•比目魚肌
•腓骨長肌

•腓骨短肌

【後視圖】

脛後肌•
比目魚肌•
屈拇長肌•

•腓骨長肌
•腓骨短肌

▎步驟

身體站直，兩腳一前一後。兩腳曲膝，後腳腳跟往地面踩。接著上半身往前傾，並把雙手放在前方地面上。

▎伸展的肌群

• 主要肌群：比目魚肌。
• 次要肌群：脛後肌、屈拇長肌、屈趾長肌、腓骨長肌、腓骨短肌。

動作訣竅

後腳的腳趾一定要朝前。如果腳趾朝向側邊，會讓小腿肌肉受力不平均，長久下來會導致肌肉失衡。

• 有助於修復哪些運動傷害：

　小腿肌拉傷、阿基里斯腱（跟腱）拉傷、阿基里斯腱（跟腱）炎、脛骨內側疼痛症候群（脛骨疼痛、小腿疼痛）、脛後肌肌腱炎。

• 對哪些運動有幫助：

　籃球、籃網球、拳擊、自行車、健行、登山、隔宿健行、定向越野運動、冰上曲棍球、草地曲棍球、溜冰、溜滑輪、溜直排輪、武術、網球、羽毛球、壁球、賽跑、徑賽項目、越野賽跑、美式足球、足球、橄欖球、滑雪、滑水、衝浪、游泳、健走、競走。

▶可以配合練習的其他拉筋操：編號K04

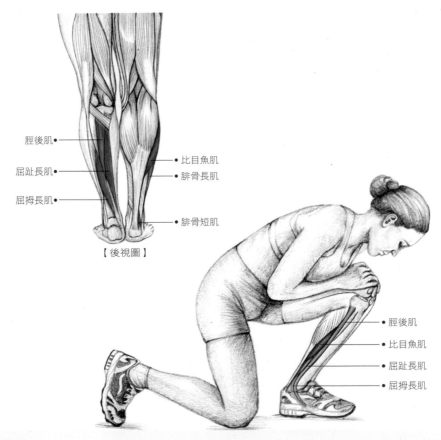

脛後肌

屈趾長肌

屈拇長肌

比目魚肌

腓骨長肌

腓骨短肌

【後視圖】

脛後肌

比目魚肌

屈趾長肌

屈拇長肌

▌步驟

單膝跪地，身體重心移向曲起的膝蓋上。前腳的腳跟要踩實地面，並把上半身往前傾。

▌伸展的肌群

- 主要肌群：比目魚肌。
- 次要肌群：脛後肌、屈拇長肌、屈趾長肌、腓骨長肌、腓骨短肌。

動作訣竅

這個拉筋動作可能會讓阿基里斯腱（跟腱）承受很大的壓力，練習時上半身要慢慢前傾，不要操之過急。

- 有助於修復哪些運動傷害：

  小腿肌拉傷、阿基里斯腱（跟腱）拉傷、阿基里斯腱（跟腱）炎、脛骨內側疼痛症候群（脛骨疼痛、小腿疼痛）、脛後肌肌腱炎。

- 對哪些運動有幫助：

  籃球、籃網球、拳擊、自行車、健行、隔宿健行、登山、定向越野運動、冰上曲棍球、草地曲棍球、溜冰、溜滑輪、溜直排輪、武術、網球、羽毛球、壁球、賽跑、徑賽項目、越野賽跑、美式足球、足球、橄欖球、滑雪、滑水、衝浪、游泳、健走、競走。

▶ 可以配合練習的其他拉筋操：編號K01

蹲姿跟腱拉筋操

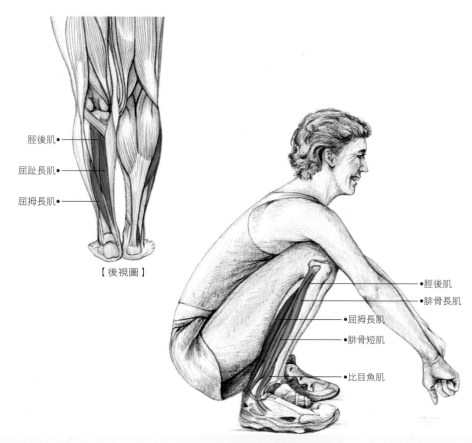

腘後肌
屈趾長肌
屈拇長肌

【後視圖】

腘後肌
腓骨長肌
屈拇長肌
腓骨短肌
比目魚肌

步驟

採站姿,兩腳打開與肩同寬。然後曲膝成蹲姿,雙手放在前方以保持平衡。

伸展的肌群

- 主要肌群:比目魚肌。
- 次要肌群:腘後肌、屈拇長肌、屈趾長肌、腓骨長肌、腓骨短肌。

動作訣竅

1. 視個人需要,手可扶靠穩固的東西來保持平衡。
2. 雙腳的腳趾一定要朝前。

- 有助於修復哪些運動傷害:
  小腿肌拉傷、阿基里斯腱(跟腱)拉傷、阿基里斯腱(跟腱)炎、脛骨內側疼痛症候群(脛骨疼痛、小腿疼痛)、脛後肌肌腱炎。
- 對哪些運動有幫助:
  籃球、籃網球、拳擊、自行車、健行、隔宿健行、登山、定向越野運動、冰上曲棍球、草地曲棍球、溜冰、溜滑輪、溜直排輪、武術、網球、羽毛球、壁球、賽跑、徑賽項目、越野賽跑、美式足球、足球、橄欖球、滑雪、滑水、衝浪、游泳、健走、競走。

▶可以配合練習的其他拉筋操:編號K07

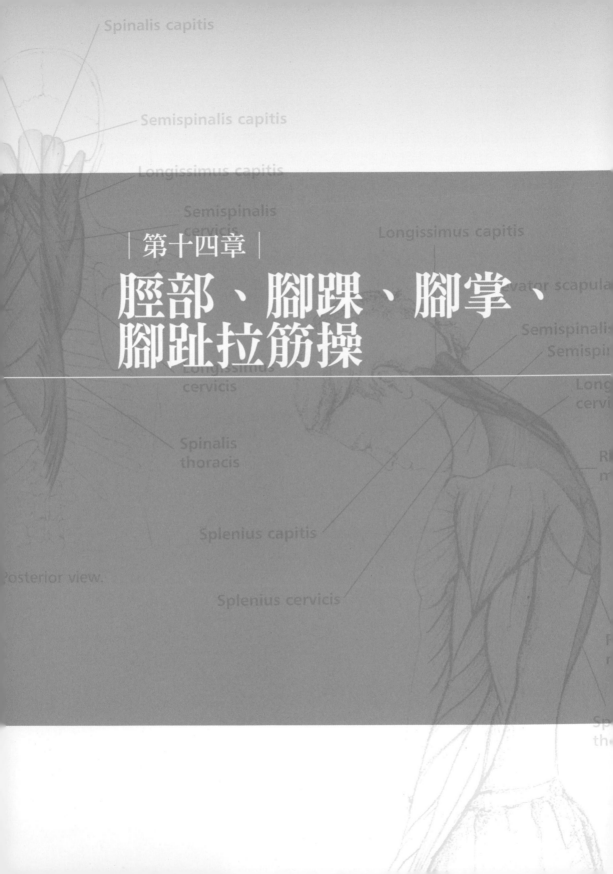

第十四章

脛部、腳踝、腳掌、腳趾拉筋操

脛部的肌肉起始於膝關節下方的脛股頂端，接著沿小腿前側向下延伸，並越過踝關節。脛部肌肉的主要動作為伸展或背屈，以及內翻腳踝。

伸拇長肌與伸趾長肌是腳趾頭主要的伸肌肌群，主要動作為背屈，與蹠屈肌的作用相反。這些肌肉的肌腱經過腳踝前側，穿越腳背，最後附著在腳趾頭上。當這些肌肉過度緊繃或疲勞時，肌腱便可能產生發炎的現象。

脛前肌起自脛股的外髁，最後止於內楔狀骨的內側與蹠側。脛前肌負責的動作，主要為背屈與內翻腳掌，當我們在奔跑時需要將腳趾朝上，這時會大量使用到脛前肌。當此肌肉過度使用或動作不良時，肌肉與肌腱會逐漸發炎，因而產生脛前疼痛。

有一個解剖構造值得我們好好討議論一番，它就是足底筋膜，也有人稱它為「足底腱膜」。足底筋膜連結著腳跟和腳趾。在小腿肌群緊繃的狀況下，反覆的腳踝動作，會使得足底筋膜在腳跟的部分特別容易受刺激。在本章節中，我們會介紹幾個可以緩解這種不適的拉筋操。

腳掌與腳踝由一群大大小小的肌肉進行控制，這些肌肉圍繞著各個關節，讓腳掌與腳踝能夠做出許多不同的動作，包括：蹠屈、背屈、內翻、外翻、旋轉。

腳底總共有四層肌肉。第一層（也就是最淺，站立時最接近地面的那一層）由外展拇肌、屈趾短肌、外展小趾肌等所組成。外展小趾肌構成腳底的外側邊界。第二層則包含了蚓狀肌、蹠方肌，以及屈拇長肌與屈趾長肌的肌腱。第三層由屈拇短肌、內收拇肌和屈小趾短肌所構成。第四層，為最深的一層（離地面最高的一層），包含了背側骨間肌的四塊肌肉、蹠側骨間肌的三塊肌肉，以及脛後肌與腓骨長肌的肌腱。腳背則覆蓋著伸趾短肌。

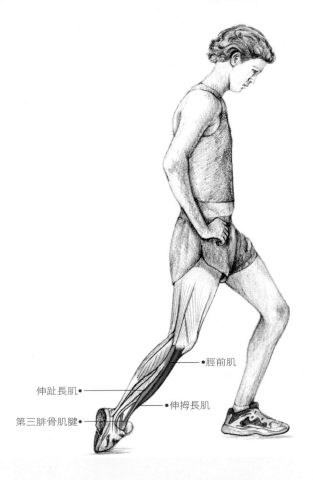

脛前肌

伸趾長肌

伸拇長肌

第三腓骨肌腱

▌ **步驟**

身體站直,一腳的腳尖往後方點地,再把腳踝往地面推。

▌ **伸展的肌群**

- 主要肌群:脛前肌。
- 次要肌群:伸拇長肌、伸趾長肌、第三腓骨肌。

動作訣竅

1. 可透過放低身體、把腳踝壓向地面的動作,來調整拉筋強度。
2. 視個人需要,手可扶靠東西來保持平衡。

- 有助於修復哪些運動傷害:
  小腿前腔室症候群、脛骨內側疼痛症候群(脛骨疼痛、小腿疼痛)、腳踝扭傷、腓骨肌腱脫位、腓骨肌肌腱炎。
- 對哪些運動有幫助:
  籃球、籃網球、拳擊、健行、隔宿健行、登山、定向越野運動、武術、網球、羽毛球、壁球、賽跑、徑賽項目、越野賽跑、美式足球、足球、橄欖球、健走、競走。

▶ 可以配合練習的其他拉筋操:編號L02

一
腳
交
跨
於
前
的
脛
部
拉
筋
操

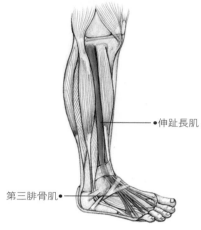

• 伸趾長肌

第三腓骨肌 •

【右腿，側視圖】

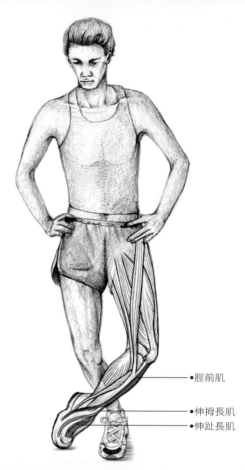

• 脛前肌

• 伸拇長肌
• 伸趾長肌

步驟

身體站直，一腳的腳尖跨到另一腳前方。然後慢慢彎曲後面的腳，迫使前腳的腳踝往下壓。

伸展的肌群

- 主要肌群：脛前肌。
- 次要肌群：伸拇長肌、伸趾長肌、第三腓骨肌。

動作訣竅

可透過放低身體來調整拉筋強度。

- 有助於修復哪些運動傷害：
  小腿前腔室症候群、脛骨內側疼痛症候群（脛骨疼痛、小腿疼痛）、腳踝扭傷、腓骨肌腱脫位、腓骨肌肌腱炎。
- 對哪些運動有幫助：
  籃球、籃網球、拳擊、健行、隔宿健行、登山、定向越野運動、武術、網球、羽毛球、壁球、賽跑、徑賽項目、越野賽跑、美式足球、足球、橄欖球、健走、競走。

▶可以配合練習的其他拉筋操：編號L04

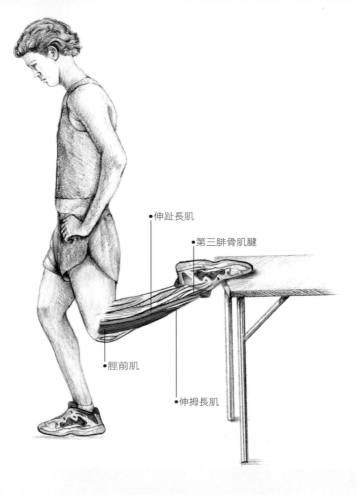

●伸趾長肌

●第三腓骨肌腱

●脛前肌

●伸拇長肌

▌步驟

身體站直，一腳的腳尖擱在身後的墊高物上，再把腳踝往下壓。

▌伸展的肌群

- 主要肌群：脛前肌。
- 次要肌群：伸拇長肌、伸趾長肌、第三腓骨肌。

動作訣竅

視個人需要，手可扶靠東西來保持平衡。

- **有助於修復哪些運動傷害：**

  小腿前腔室症候群、脛骨內側疼痛症候群（脛骨疼痛、小腿疼痛）、腳踝扭傷、腓骨肌腱脫位、腓骨肌肌腱炎。
- **對哪些運動有幫助：**

  籃球、籃網球、拳擊、健行、隔宿健行、登山、定向越野運動、武術、網球、羽毛球、壁球、賽跑、徑賽項目、越野賽跑、美式足球、足球、橄欖球、健走、競走。

▶可以配合練習的其他拉筋操：編號L01

L04

跪姿脛部拉筋操

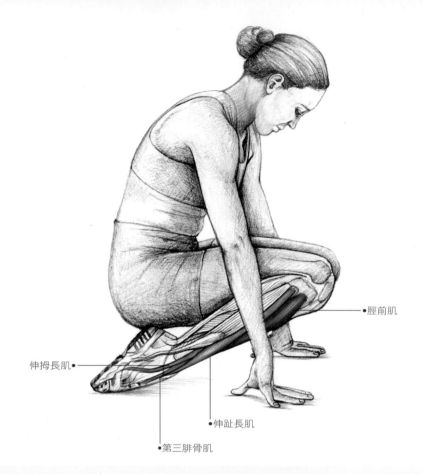

脛前肌

伸拇長肌

伸趾長肌

第三腓骨肌

▌步驟

跪坐在腳踝上，雙膝和腳踝併攏，將身體重心移到腳踝。雙手分別放在兩膝旁，然後身體慢慢往後仰，再慢慢將膝蓋抬離地面。

▌伸展的肌群

- 主要肌群：脛前肌。
- 次要肌群：伸拇長肌、伸趾長肌、第三腓骨肌。

動作訣竅

這個拉筋動作可能會讓膝關節及腳踝承受很大壓力，不適用於膝關節疼痛或腳踝疼痛的人。

- 有助於修復哪些運動傷害：
  小腿前腔室症候群、脛骨內側疼痛症候群（脛骨疼痛、小腿疼痛）、腳踝扭傷、腓骨肌腱脫位、腓骨肌肌腱炎。
- 對哪些運動有幫助：
  籃球、籃網球、拳擊、健行、隔宿健行、登山、定向越野運動、武術、網球、羽毛球、壁球、賽跑、徑賽項目、越野賽跑、美式足球、足球、橄欖球、健走、競走。

▶可以配合練習的其他拉筋操：編號L03

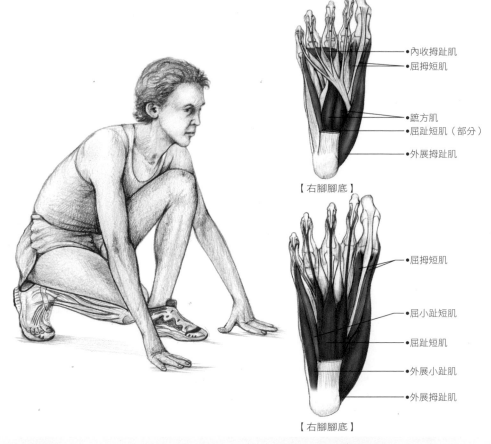

•內收拇趾肌
•屈拇短肌

•蹠方肌
•屈趾短肌（部分）
•外展拇趾肌

【右腳腳底】

•屈拇短肌

•屈小趾短肌

•屈趾短肌

•外展小趾肌

•外展拇趾肌

【右腳腳底】

步驟

採膝蓋一高一低的蹲姿，雙手觸地。將身體重心放在後方膝蓋上，慢慢把這個膝蓋往前移。保持腳趾著地並拱起腳掌。

伸展的肌群

- 主要肌群：屈趾短肌、外展拇趾肌、外展小趾肌、蹠方肌。
- 次要肌群：屈拇短肌、內收拇趾肌、屈小趾短肌。

動作訣竅

腳底的肌肉和肌腱可能非常緊繃，做這個拉筋動作時，不要用力太猛或太快。

- 有助於修復哪些運動傷害：
  脛後肌肌腱炎、腓骨肌腱脫位、腓骨肌肌腱炎、屈肌肌腱炎、種子骨炎、足底筋膜炎。
- 對哪些運動有幫助：
  籃球、籃網球、拳擊、健行、隔宿健行、登山、定向越野運動、武術、網球、羽毛球、壁球、賽跑、徑賽項目、越野賽跑、美式足球、足球、橄欖球、衝浪、健走、競走。

▶可以配合練習的其他拉筋操：編號K07

L06

旋轉腳踝的拉筋操

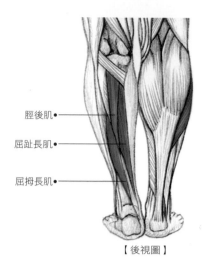

【後視圖】

脛後肌●

屈趾長肌●

屈拇長肌●

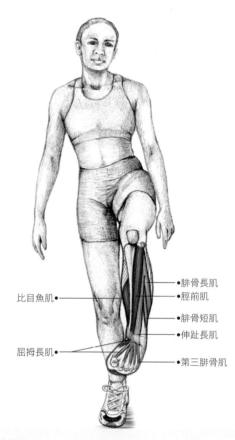

比目魚肌●

屈拇長肌●

●腓骨長肌
●脛前肌
●腓骨短肌
●伸趾長肌
●第三腓骨肌

▌步驟

身體站直，提起一隻腳，然後慢慢地上下左右旋轉腳掌及腳踝。

▌伸展的肌群

- 主要肌群：比目魚肌、脛前肌。
- 次要肌群：伸拇長肌、伸趾長肌、腓骨長肌、腓骨短肌、第三腓骨肌、脛後肌、屈拇長肌、屈趾長肌。

動作訣竅

視個人需要，手可扶靠東西來保持平衡。

- 有助於修復哪些運動傷害：
  小腿前腔室症候群、脛骨內側疼痛症候群（脛骨疼痛、小腿疼痛）、腳踝扭傷、脛後肌肌腱炎、腓骨肌腱脫位、腓骨肌肌腱炎。
- 對哪些運動有幫助：
  籃球、籃網球、拳擊、健行、隔宿健行、登山、定向越野運動、武術、網球、羽毛球、壁球、賽跑、徑賽項目、越野賽跑、美式足球、足球、橄欖球、健走、競走。

▶ 可以配合練習的其他拉筋操：編號L02、K02

37種運動傷害適合的五大拉筋操

以下列出的是針對數種常見運動傷害，所建議進行的拉筋操。這些拉筋操不但有助於預防運動傷害，對於長期復健也有相當助益。然而，在受傷初期並不建議從事伸展，因為可能會二度傷害受傷的組織。在軟組織受傷初期的72小時內，避免做任何伸展運動，並且要謹記在第二章所提及的「拉筋操的安全守則」。

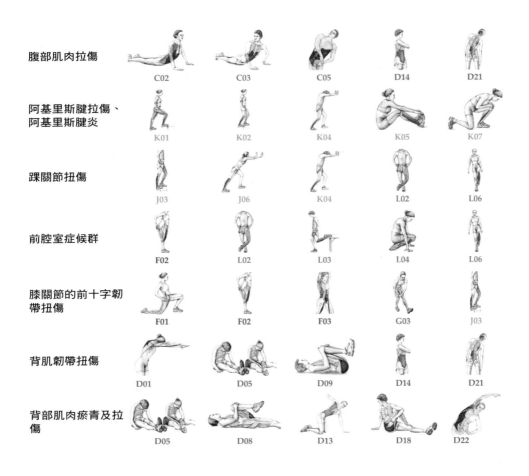

腹部肌肉拉傷　　　　C02　　　　C03　　　　C05　　　　D14　　　　D21

阿基里斯腱拉傷、　　K01　　　　K02　　　　K04　　　　K05　　　　K07
阿基里斯腱炎

踝關節扭傷　　　　　J03　　　　J06　　　　K04　　　　L02　　　　L06

前腔室症候群　　　　F02　　　　L02　　　　L03　　　　L04　　　　L06

膝關節的前十字韌　　F01　　　　F02　　　　F03　　　　G03　　　　J03
帶扭傷

背肌韌帶扭傷　　　　D01　　　　D05　　　　D09　　　　D14　　　　D21

背部肌肉瘀青及拉　　D05　　　　D08　　　　D13　　　　D18　　　　D22
傷

肱二頭肌瘀青、拉傷、斷裂及肌腱炎	A17	B02	B06	B07	B11
小腿肌拉傷	G03	G13	J03	J06	K02
腕隧道及肘隧道症候群	B02	B11	B13	B16	B17
胸肌拉傷	A14	A17	B04	B05	B07
肘關節扭傷	A08	A16	B10	B11	B17
手指扭傷及肌腱炎	B11	B12	B13	B14	B17
冰凍肩（五十肩、沾黏性肩關節炎）	A08	A14	A16	B06	B07
鼠蹊部肌肉拉傷及肌腱炎	H01	H02	H04	H06	H08
腿後肌拉傷	G01	G05	G08	G11	J03
髖屈曲肌拉傷及髂腰肌肌腱炎	C03	F01	F02	F03	F05
髂脛束症候群	D22	I02	I03	I05	I07

| 夾擠症候群 | A16 | B01 | B06 | B07 | B10 |

| 膝蓋內側副韌帶扭傷 | F03 | F05 | H02 | H04 | H07 |

| 脛骨內側疼痛症候群（小腿脛痛） | J06 | K02 | K04 | K07 | L02 |

| 奧斯古德—許拉特症（脛骨粗隆軟骨炎） | C03 | F02 | F03 | F04 | F06 |

| 恥骨炎 | G04 | G13 | H02 | H05 | H07 |

| 髕骨肌腱炎（跳躍者膝） | F02 | F03 | F06 | H04 | I02 |

| 髕骨疼痛症候群 | F01 | F02 | F05 | H05 | I04 |

| 胸部肌肉終端發炎 | A14 | B01 | B04 | B05 | B07 |

| 腓骨肌肌腱炎 | J04 | K02 | K04 | L02 | L06 |

| 梨狀肌症候群 | E01 | E03 | E05 | E09 | E11 |

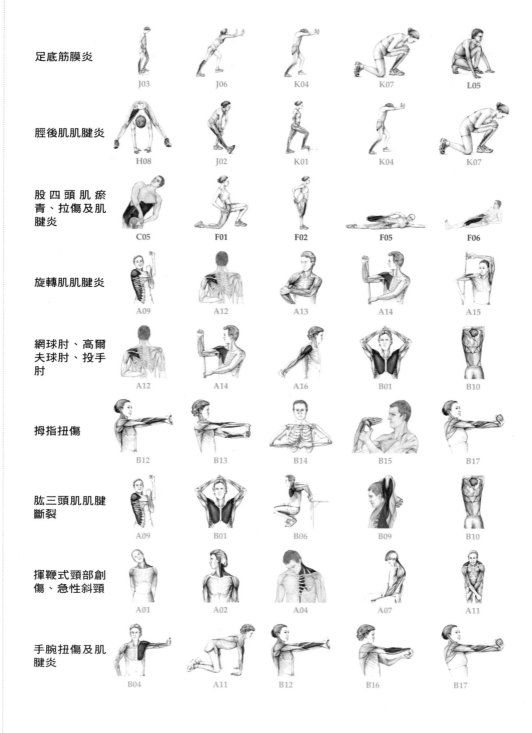

足底筋膜炎	J03	J06	K04	K07	L05
脛後肌肌腱炎	H08	J02	K01	K04	K07
股四頭肌瘀青、拉傷及肌腱炎	C05	F01	F02	F05	F06
旋轉肌肌腱炎	A09	A12	A13	A14	A15
網球肘、高爾夫球肘、投手肘	A12	A14	A16	B01	B10
拇指扭傷	B12	B13	B14	B15	B17
肱三頭肌肌腱斷裂	A09	B01	B06	B09	B10
揮鞭式頸部創傷、急性斜頸	A01	A02	A04	A07	A11
手腕扭傷及肌腱炎	B04	A11	B12	B16	B17

37種運動適合的五大拉筋操

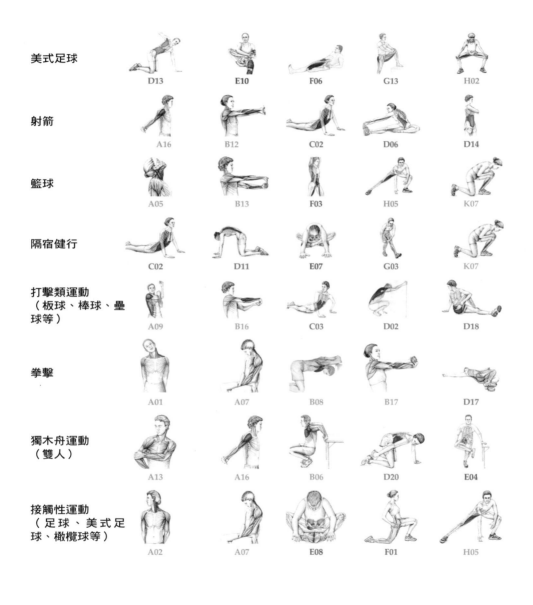

美式足球	D13	E10	F06	G13	H02
射箭	A16	B12	C02	D06	D14
籃球	A05	B13	F03	H05	K07
隔宿健行	C02	D11	E07	G03	K07
打擊類運動 （板球、棒球、壘 球等）	A09	B16	C03	D02	D18
拳擊	A01	A07	B08	B17	D17
獨木舟運動 （雙人）	A13	A16	B06	D20	E04
接觸性運動 （足球、美式足 球、橄欖球等）	A02	A07	E08	F01	H05

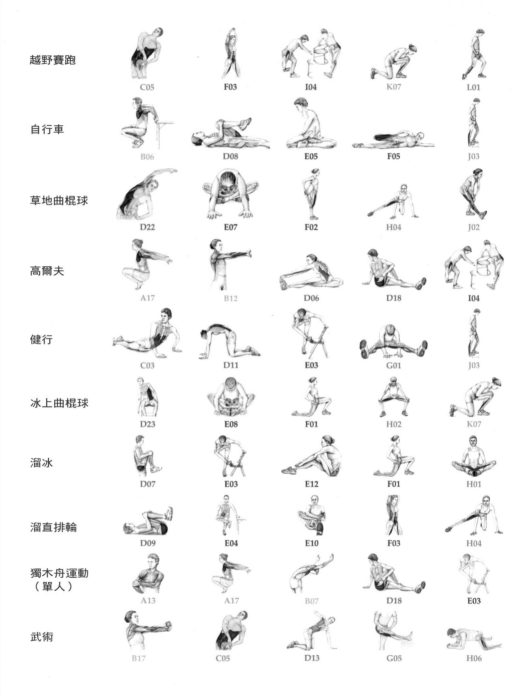

越野賽跑	C05	F03	I04	K07	L01
自行車	B06	D08	E05	F05	J03
草地曲棍球	D22	E07	F02	H04	J02
高爾夫	A17	B12	D06	D18	I04
健行	C03	D11	E03	G01	J03
冰上曲棍球	D23	E08	F01	H02	K07
溜冰	D07	E03	E12	F01	H01
溜直排輪	D09	E04	E10	F03	H04
獨木舟運動（單人）	A13	A17	B07	D18	E03
武術	B17	C05	D13	G05	H06

登山	C02	D09	**E01**	G03	L02

籃網球	A02	B14	**F03**	H05	K04

定向越野運動	C03	**D13**	**E04**	G06	K02

競走	D17	**E05**	**F03**	J02	K04

球拍類運動 （網球、羽球、壁 球等）	A14	B07	B17	C03	D16

溜滑輪	D08	**E04**	**E13**	F06	H03

划船	A15	A16	B06	C05	**E01**

賽跑	C03	**F01**	G04	I02	K04

橄欖球	D17	**E04**	**F01**	G04	H05

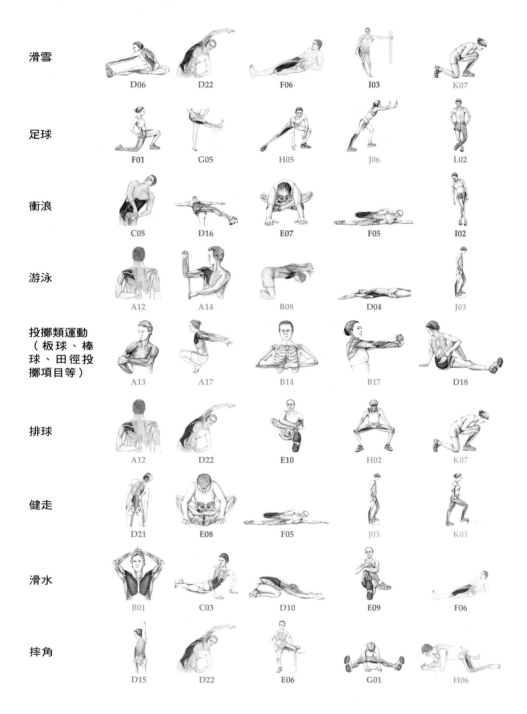

滑雪	D06	D22	F06	I03	K07
足球	F01	G05	H05	J06	L02
衝浪	C05	D16	E07	F05	I02
游泳	A12	A14	B08	D04	J03
投擲類運動 （板球、棒 球、田徑投 擲項目等）	A13	A17	B14	B17	D18
排球	A12	D22	E10	H02	K07
健走	D21	E08	F05	J03	K01
滑水	B01	C03	D10	E09	F06
摔角	D15	D22	E06	G01	H06

名詞解釋

Abduction（外展）：遠離身體中線的動作（或是從內收位置回歸中線）。

Achilles tendonitis（跟腱炎）：跟腱，或稱阿基里斯腱的發炎。

Adduction（內收）：靠近身體中線的動作（或是從外展位置回歸中線）。

Adhesive capsulitis（沾黏性肩關節囊炎）：肩關節囊與周圍的關節軟骨產生了沾黏性的發炎現象。導致肩關節動作的疼痛、僵硬與活動度限制。又稱為「冰凍肩」。

Ankylosing spondylitis（僵直性脊椎炎）：主要影響脊椎與骶骨的一種關節炎，不過其他關節偶爾也會被影響。脊椎關節的發炎可能導致嚴重與長期的疼痛。

Anterior（前）：朝向身體前側。

Anterior tibial compartment syndrome（小腿前腔室症候群）：小腿前腔室發生快速的腫脹、壓力升高以及疼痛，通常在此之前會有過度使用的情況。

Articular dysfunction（關節失能）：關節的障礙、受損或結構異常。

Avulsion fracture（撕脫性骨折）：創傷外力或是內在巨大的張力所導致的間接性骨折。

Bursa（滑囊）：纖維性的囊膜，通常位於肌腱與骨骼之間。內含潤滑功能的滑囊液，能夠在動作產生時減少摩擦。

Bursitis（滑囊炎）：滑囊的發炎，例如：三角肌下囊炎。

Calcific tendonitis（鈣化性肌腱炎）：肌腱的發炎與鈣化，最常出現在棘上肌與棘下肌，導致肩關節疼痛與動作障礙。

Capsulitis（關節囊炎）：關節囊的發炎。

Carpal tunnel syndrome（腕隧道症候群）：正中神經通過腕隧道時受到壓迫，導致手掌產生麻刺或疼痛感。

Cervical nerve stretch syndrome（頸神經牽拉症候群）：頸椎的椎間盤突出，導致頸神經根受到刺激或壓迫的現象。

Coccydynia（尾骨痛）：尾椎骨以及鄰近的地方疼痛。

Compartment syndrome（腔室症候群）：腔室肌肉間的壓力不正常增大，

導致該腔室的血液遭受阻斷，造成組織功能受到影響。

Discogenic pain（椎間盤源痛）：椎間盤結構或排列異常所導致的疼痛。

Dislocation（脫臼）：身體結構脫離應有位置，通常指的是骨骼。

Elevation（上提）：身體的結構沿著額狀面上升的動作。

Extension（伸展）：跟屈曲相反的動作，會讓關節兩側的貼合面遠離。

Fasciitis（筋膜炎）：包圍肌肉的筋膜產生發炎現象。

Flexion（屈曲）：跟伸展相反的動作，讓關節兩側的可貼合面互相靠近。

Frozen shoulder syndrome（冰凍肩）：意即沾黏性肩關節囊炎。

Golfer's elbow（高爾夫球肘）：肱骨內上髁的發炎，通常是運動中包含大量手部的抓握與旋轉所導致，特別是大力的抓握，例如高爾夫球。

Heel spur（足跟骨刺）：從跟骨長出的尖凸骨質。

Iliotibial band syndrome（髂脛束症候群）：髂脛束的疼痛或發炎，髂脛束是一個從骨盆延伸到膝部的非彈性膠原蛋白束。

Inferior（下）：相對在下方，或是身體中最遠離頭部的地方。

Inflammation（發炎）：受傷的組織所產生的一種保護性反應，會出現紅、腫、熱、痛及失能等反應。

Inversion（內翻）：將腳底板轉向內側。

Lateral（外側）：遠離身體中線的位置。

Lordosis（腰椎前凸）：腰椎前凸的弧度過大。

Medial（內側）：靠近身體或是器官的中線。

Medial tibial pain syndrome（內側脛骨疼痛症候群）：腿側腔室發生快速的腫脹、壓力升高、以及疼痛，通常在此之前會有過度使用的清況。又被稱作脛前疼痛。

Neuritis（神經炎）：神經纖維的發炎，會伴隨著疼痛與壓痛。

Osteitis（骨炎）：骨骼的發炎，造成骨頭增大、壓痛、鈍痛及悶痛。

Osteitis pubis（恥骨炎）：恥骨聯合以及周遭肌肉接合處的發炎。

Osteoarthritis（骨關節炎）：一種非發炎性的關節退化疾病，特徵是關節面逐漸受到破壞，動作沒辦法像從前平順，常見於老年族群。

Palmar（掌側）：手部的前側。

Patellofemoral pain syndrome（髕骨股骨疼痛症候群）：髕骨與股骨之間出現持續性的疼痛。

Piriformis syndrome（梨狀肌症候群）：梨狀肌發炎、痙攣及縮短，造成坐骨神經遭受擠壓，從而導致大腿後側與臀部的疼痛、刺痛感。女性比男性更容易發生，比率大約是六比一。

Plantar（蹠側）：足部貼近地面的那側。

Posterior（後側）：身體部位的後方或是背側。

Pronation（旋前）：旋轉手掌，讓掌心朝下，或是說讓手掌轉離解剖學位置。

Repetitive strain injury, RSI（反覆緊張傷害）：形容肌肉、肌腱或神經在反覆動作或過度使用後，所感到的疼痛。

Rheumatoid arthritis（類風溼關節炎）：一種自體免疫疾病，身體的免疫系統會失常的攻擊自己的組織，造成全身多處發炎。

Rotation（旋轉）：沿著一定的轉軸移動。

Rotator cuff（旋轉肌袖）：一群圍繞著肩膀的肌肉與肌腱（棘上肌、棘下肌、小圓肌和肩胛下肌），能讓肱骨緊緊地靠著球窩關節。

Rupture（破裂）：組織遭受強力的撕裂或分裂。

Sacroiliitis（薦髂關節炎）：薦髂關節的發炎。

Scapulocostal syndrome（肩胛肋骨症候群）：疼痛出現在肩帶的上方或下方，通常是因為後胸壁與肩胛骨之間生物力學長久以來的改變。

Scoliosis（脊椎側彎）：向側邊旋轉或偏移的脊椎曲線。

Sesamoid bone（種子骨）：小型的顆粒狀骨頭，被包覆於肌腱或是關節內。

Sesamoiditis（種子骨炎）：種子骨與周遭組織的發炎。

Shoulder impingement syndrome（肩夾擠症候群）：一些長期的狀況導致旋轉肌群的肌腱遭受刺激與發炎。

Snapping hip syndrome（髖彈響症候群）：內彈響通常是因為球窩關節的吸引力現象，做某些動作時可能會出現，例如仰臥起坐。外彈響則通常是因為臀大肌滑過大轉子。髖彈響症候群常出現在芭蕾舞者與年輕的運動員身上。

Sprain（扭傷）：支持關節的韌帶之纖維破裂。

Strain（拉傷）：因過度伸展或是受力，使得部分肌肉纖維受傷。

Subluxation（半脫位）：不完全或部分的脫位。

Superior（上）：在上方的，或是接近頭部的位置。

Supination（旋後）：旋轉手掌，將掌心朝上，或是將手掌轉為解剖位置。

Tendonitis（肌腱炎）：肌腱的發炎。

Tennis elbow（網球肘）：前臂背側肌肉附著處的肌腱炎，通常是因為重複地進行敲槌類、鋸木類的動作，或是以不良的握法緊握網球拍。

Tenosynovitis（腱鞘炎）：肌腱外鞘的發炎。

Thrower's elbow（投手肘）：手肘內側副韌帶因反覆使用而產生勞損。

Torticollis：單側的頸部肌肉縮短，導致頸部扭轉。

Trochanteric bursitis（轉子滑囊炎）：臀大肌與大轉子後外側之間的滑囊產生了發炎現象。

Ulnar tunnel syndrome（肘隧道症候群）：尺神經從手肘內側的尺隧道穿入前臂，最後到達手掌。如果手肘內側承受過多壓力（通常跟反覆動作無關），會導致小指與無名指外側出現麻木與刺痛感。

Whiplash（揮鞭式創傷）：因為身體突然的加速或減速，使頸部前後搖擺而造成的創傷。

解剖學肌群中英名詞對照

三劃
三角肌 Deltoid
下孖肌 Gemellus inferior
上孖肌 Gemellus superior
大菱形肌 Rhomboid major
大圓肌 Teres major
小菱形肌 Rhomboid minor
小圓肌 Teres minor

四～五劃
中斜角肌 Scalenus medius
內收大肌 Adductor magnus
內收拇趾肌 Adductor hallucis
內收長肌 Adductor longus
內收短肌 Adductor brevis
內肋間肌 Internal intercostal
尺側伸腕肌 Extensor carpi ulnaris
尺側屈腕肌 Flexor carpi ulnaris
比目魚肌 Soleus
半腱肌 Semitendinosus
半膜肌 semimembranosus
外肋間肌 External intercostal
外展小趾肌 Abductor digiti minimi
外展肌 abductors
外展拇長肌 Abductor pollicis longus

六～七劃
多裂肌 Multifidus
肌小節 Sarcomere
肌原纖維 Myofibrils
肌絲 Myofilaments
肌腱 tendon
肌漿膜 Sarcolemma
肌纖維 Muscle fibre
伸小指肌 Extensor digiti minimi
伸拇長肌 Extensor hallucis longus
伸拇短肌 Extensor pollicis brevis
伸指肌 Extensor digitorum

伸食指肌 Extensor indicis
伸趾長肌 Extensor digitorum longus
肘肌 Anconeus

八劃
屈小趾短肌 Flexor digiti minimi brevis
屈拇長肌 Flexor hallucis longus
屈拇長肌 Flexor pollicis longus
屈拇短肌 Flexor hallucis brevis
屈指淺肌 Flexor digitorum superficialis
屈指深肌 Flexor digitorum profundus
屈趾長肌 Flexor digitorum longus
屈趾短肌 Flexor digitorum brevis
肱二頭肌 Biceps brachii
肱三頭肌 Triceps brachii
肱肌 Brachialis
肱橈肌 Brachioradialis
股二頭肌 Biceps femoris
股中間肌 Vastus intermedius
股內側肌 Vastus medialis
股方肌 Quadrates femoris
股四頭肌 Quadriceps
股外側肌 Vastus lateralis
股直肌 Rectus femoris
股薄肌 Gracilis
肩胛下肌 Subscapularis
肩胛舌骨肌 Omohyoideus

九～十劃
前三角肌 Anterior deltoid
前斜角肌 Scalenus anterior
前鋸肌 Serratus anterior
後三角肌 Posterior deltoid
後斜角肌 Scalenus posterior
後頸橫突間肌 Intertransversarii posterior cervicis
背闊肌 Latissimus dorsi
恥骨肌 Pectineus

胸大肌 Pectoralis major
胸小肌 Pectoralis minor
胸半棘肌 Semispinalis thoracis
胸骨甲狀肌 Sternothyroideus
胸骨舌骨肌 Sternohyoideus
胸最長肌 Longissimus thoracis
胸棘肌 Spinalis thoracis
胸橫突間肌 Intertransversarii
胸鎖乳突肌 Sternocleidomastoideus
胸髂肋肌 Iliocostalis thoracis

十一劃

斜方肌 Trapezius
旋前圓肌 Pronator teres
旋後肌 Supinator
旋轉肌 Rotatores
梨狀肌 Piriformis
第三腓骨肌 Peroneus tertius
閉孔內肌 Obturator internus
閉孔外肌 Obturator externus
脛前肌 Tibialis anterior
脛後肌 Tibialis posterior

十二劃

喙肱肌 Coracobrachialis
掌長肌 Palmaris longus
提肩胛肌 Lavator scapulae
棘下肌 Infraspinatus
棘上肌 Supraspinatus
棘突間肌 interspinales
腓骨長肌 Peroneus longus
腓骨短肌 Peroneus brevis
腓腸肌 Gastrocnemius
菱形肌 Rhomboid

十三劃

腰大肌 Psoas major
腰小肌 Psoas minor
腰內橫突間肌 Intertransversarii medialis
　　　　lumborum

腰方肌 Quadrates lumborum
腰外橫突間肌 Intertransversarii lateralis
　　　　lumborum
腰髂肋肌 Iliocostalis lumborum
腹內斜肌 Internal abdominal oblique
　　　（Internal oblique）
腹外斜肌 External abdominal oblique
　　　（External oblique）
腹直肌 Rectus abdominis
腹斜肌 Olbiques
腹橫肌 Transversus abdominis

十四～十六劃

對掌拇肌 Opponens pollicis
橫突間肌 Intertransversarii
橈側伸腕長肌 Extensor carpi radialis longus
橈側伸腕短肌 Extensor carpi radialis brevis
橈側屈腕肌 Flexor carpi radialis
頸半棘肌 Semispinalis cervicis
頸夾肌 Splenius cervicis
頸最長肌 Longissimus cervicis
頸棘肌 Spinalis cervicis
頸闊肌 Platysma
頸髂肋肌 Iliocostalis cervicis
頭半棘肌 Semispinalis capitis
頭夾肌 Splenius capitis
頭最長肌 Longissimus capitis
頭棘肌 Spinalis capitis

十七劃以上

縫匠肌 Sartorius
臀大肌 Gluteus maximus
臀小肌 Gluteus minimus
臀中肌 Gluteus medius
闊筋膜張肌 Tensor fasciae latae
蹠方肌 Quadrates plantae
蹠肌 Plantaris
髂肌 Iiliacus
髂脛束 Iliotibial band
髂腰肌 Iliopsoas

參考資料

Alter, M.J.: 2004. *Science of Flexibility.* Human Kinetics. IL, USA.

Anderson, R.A.: 2010. *Stretching.* Shelter Publications. CA, USA.

Armiger, P.: 2010. *Stretching for Functional Flexibility.* Lippincott, Williams & Wilkins. MD, USA.

Bahr, R. & Maehlum, S.: 2004. *Clinical Guide to Sports Injuries.* Human Kinetics. IL, USA.

Beachle, T. & Earle, R.: 2008. *Essentials of Strength Training and Conditioning.* Human Kinetics. IL, USA.

Biel, A.: 2010. *Trail Guide to the Body.* Books of Discovery. CO, USA.

Chek, P.: 2009. *An Integrated Approach to Stretching.* C.H.E.K. Institute. CA, USA.

Delavier, F.: 2010. *Strength Training Anatomy.* Human Kinetics. IL, USA.

Goldspink, G.: 1968. Sarcomere length during post-natal growth and mammalian muscle fibers. *Journal of Cell Science,* 3(4): 539–548.

Gummerson, T.: 1990. *Mobility Training for the Martial Arts.* A & C Black. London, UK.

Jarmey, C.: 2018. *The Concise Book of Muscles 4e* Lotus Publishing. Chichester, UK.

Jarmey, C.: 2018. *The Pocket Atlas of Human Anatomy.* Lotus Publishing. Chichester, UK.

Kurz, T.: 2003. *Stretching Scientifically.* Stadion Publishing Company. VT, USA.

Martini, F., Timmons, M. & Tallitsch, R.: 2009. *Human Anatomy.* Pearson Benjamin Cummings. CA, USA.

Mattes, A.: 2000. *Active Isolated Stretching: The Mattes Method.* Self Published. FL, USA.

McAtee, R. & Charland, J.: 2007. *Facilitated Stretching.* Human Kinetics. IL, USA.

Norris, C.M.: 1998. *Sports Injuries: Diagnosis and Management.* Butterworth-Heinemann. Oxford, UK.

Tortora, G.J. & Derrickson, B.: 2009. *Principles of Anatomy and Physiology.* John Wiley & Sons, Inc. NJ, USA.

Walker, B.: 2007. *The Stretching Handbook.* The Stretching Institute. NY, USA.

Walker, B.: 2018. *The Anatomy of Sports Injuries 2e.* Lotus Publishing. Chichester, UK.

Weldon, S.M.: 2003. The efficacy of stretching for prevention of exercise-related injury: a systematic review of the literature. *Manual Therapy,* 8(3): 141.

Wharton, J. & P.: 1996. *The Whartons' Stretch Book.* Three Rivers Press. NY, USA.

Williams, P.E. & Goldspink, G.: 1971. Longitudinal growth of striated muscle fibers. *Journal of Cell Science,* 9(3): 751–767.

Wilmore, J.H. & Costill, D.L.: 1994. *Physiology of Sport and Exercise.* Human Kinetics. IL, USA.

Ylinen, J.: 2008. *Stretching Therapy.* Elsevier. PA, USA.

國家圖書館出版品預行編目(CIP)資料

痠痛拉筋解剖書/布萊德.華克(Brad Walker)作；柯品瑄,
周傳易譯. -- 三版. -- 新北市：橡實文化出版：大雁出
版基地發行, 2024.01
224面；17×23公分
譯自：The anatomy of stretching : your illustrated
guide to flexibility and injury rehabilitation, 2nd ed.
ISBN 978-626-7313-91-6(平裝)

1.CST: 運動健康

411.71   112021881

BH0052T

痠痛拉筋解剖書
【升級增訂版】
The Anatomy of Stretching, Second Edition
Your Illustrated Guide to Flexibility and Injury Rehabilitation

本書內容僅供個人療癒輔助參考之用，無法取代正統醫學療程或專業醫師的建議與診斷。
如果您對健康狀況有疑慮，請諮詢專業醫事人員的協助。

作　　　者　布萊德‧華克（Brad Walker）
初 版 譯 者　郭乃嘉
二 版 譯 者　柯品瑄、周傳易
審　　　訂　柯品瑄、周傳易
責 任 編 輯　于芝峰
協 力 編 輯　洪禎璐
內 頁 排 版　宸遠彩藝
封 面 設 計　柳佳璋

發 　行 　人　蘇拾平
總 　編 　輯　于芝峰
副 總 編 輯　田哲榮
業 務 發 行　王綬晨、邱紹溢、劉文雅
行 銷 企 劃　陳詩婷
出　　　版　橡實文化 ACORN Publishing
　　　　　　231030新北市新店區北新路三段207-3號5樓
　　　　　　電話：（02）8913-1005 傳真：（02）8913-1056
　　　　　　E-mail信箱：acorn@andbooks.com.tw
　　　　　　網址：www.acornbooks.com.tw
發　　　行　大雁出版基地
　　　　　　231030新北市新店區北新路三段207-3號5樓
　　　　　　電話：（02）8913-1005 傳真：（02）8913-1056
　　　　　　讀者服務信箱：andbooks@andbooks.com.tw
　　　　　　劃撥帳號：19983379 戶名：大雁文化事業股份有限公司

印　　　刷　中原造像股份有限公司
三 版 一 刷　2024年1月
三 版 二 刷　2024年2月
定　　　價　520元
I S B N　978-626-7313-91-6